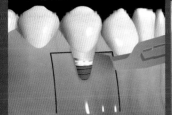
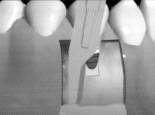
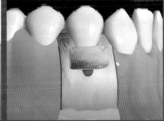
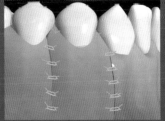

3D 牙周美容手术图谱

种植·桥体篇

以循证为基础的外科技术 · 修复处理

监著 （日）中田光太郎 /（日）木林博之

编著 （日）冈田素平太 /（日）小田师巳
　　 （日）园山 亘 /（日）山羽 彻

译 高 杰

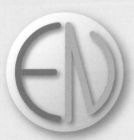

Enhancement of New dentistry

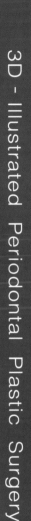

3D – Illustrated Periodontal Plastic Surgery

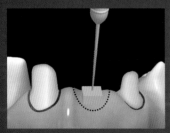
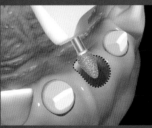
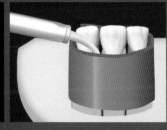
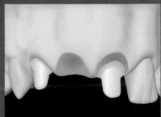

北方联合出版传媒（集团）股份有限公司
辽宁科学技术出版社
沈 阳

自2017年《3D牙周美容手术图谱（天然牙篇）》的出版发行，至此次系列之第三册《3D牙周美容手术图谱（种植·桥体篇）》的出版，"3D牙周美容手术图谱系列丛书"就完结了。2016年出版《循证牙周美容手术学》一书，天然牙不用说，针对种植体周围组织的整形外科使用了大量篇幅，作者们期望对常年致力研究的领域进行总结，并展望今后发展的潮流方向。近年来，大量的文献表明种植体周围软组织增量处理的有效性，支持的证据也越来越多。本书囊括了种植治疗各阶段有代表性和使用频率高的各种技术。期待同"天然牙篇"一样，通过立体的3D图片，本书中每一步的处理细节、重要的关键点都易于理解，复杂的内容也能通俗易懂。

《循证牙周美容手术学》阐述了整形手术后修复治疗的重要性。无论多么完美的外科手术，术后没有良好的修复治疗也无法达到理想的治疗效果。因此，关于牙周整形手术后的修复体形态、外科并发症的处理对策、相对一般修复治疗异同点的讨论是非常必要的。本书以3D图片的方式，阐述了对应桥体形态的术后牙槽嵴软组织的处理、随之的临时修复体及种植体上部修复结构形态的设计，无论如何都期望其能够成为医生们的参考。

对于牙周整形手术，因为细微的技术感觉的部分很多，平面的图片难以展现全部细节，所以提案使用3D图片。在此，深切感谢Qintessence出版社的总编辑山形笃史的审核，一直包容我们的坚定支持地负责本书出版的田岛佑介和给予温暖关照的佐佐木一高会长、北峰康充社长。牙周整形手术系列的3册书全部完成，我们对此满怀喜悦，并真心希望此书能够成为对读者有益的、有帮助的参考书。

中田光太郎

2018年8月

序 Preface

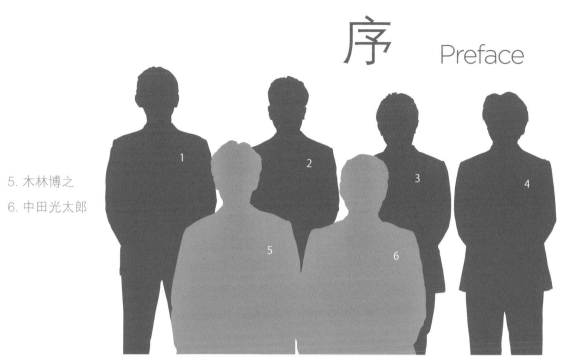

1. 园山 亘　　　5. 木林博之
2. 小田师巳　　6. 中田光太郎
3. 山羽 彻
4. 冈田素平太

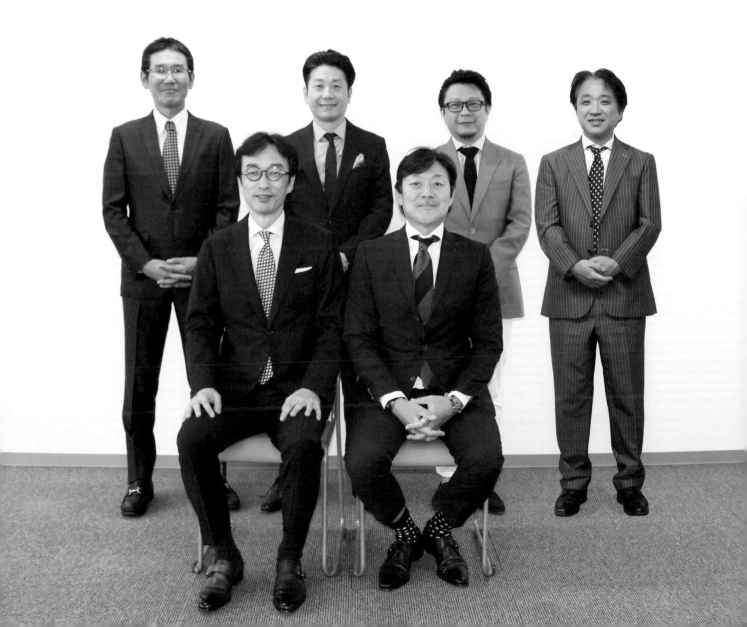

中文版序 Preface

今天，种植治疗的良好效果虽然已得到患者的肯定，但对齿科医生的治疗水平的要求也越来越高。

天然牙牙周组织和种植体周围组织虽然相似，但却有很多不同，充分把握此特点的相应处理方法是种植医生必需的知识。

高审美性和良好的清扫性的获得，软组织形态的控制是非常重要的。因此，从拔牙时即制订缜密的治疗计划和治疗介入是十分必要的。本书依据循证基础，以3D图片的方式简明易懂、分步（拔牙时、种植体植入时、二期手术时、临时修复治疗时、种植体覆盖术时）解说了为实现此目的的治疗要点。本书监著者中田光太郎先生是日本临床医生中该领域的第一人，在日本的齿科医生中广受好评。

本书译者高杰先生，自2010年的4年间，在九州大学大学院齿学研究院我的研究室里，承担完成了即刻负重和延期负重下种植体周围骨的应力分布的比较分析研究，并取得了博士学位（博士论文：Gao J, Matsushita Y, Matsushita T, Koyano K. Comparative stress analysis of delayed and immediate loading of a single implant in an edentulous maxilla model[J]. J Dent Biomech, 2014, May 14: 5）。

高杰先生于2014年回到中国后，把在日本学到的知识和经验良好地应用在种植临床，更加提升了技术水平。相信他翻译的这本优秀书籍必将促进和加深日中两国的种植学术交流。

九州大学大学院齿学研究院　教授　古谷野 洁

译者前言 Foreword

随着医疗水平和生活水平的逐步提高，种植牙因为能良好地恢复咀嚼功能越来越为人们所接受。种植牙项目在口腔修复治疗中所占的比例也越来越多。

影响种植牙长期稳定性的因素既有来自硬组织，也有来自软组织的。特别是软组织的形态与稳定性对种植体及修复体的美观性和稳定性有着重要影响。天然牙牙周组织和种植体周围组织结构相似但又有很多不同，因此在处理原则上与天然牙也不尽相同。我在长期的临床诊疗中认识到，缜密的治疗计划和适宜的种植体周围组织的处理，对保证审美区种植的审美性、修复体的清扫性及种植体周围炎的良好治疗是非常重要的。

《3D牙周美容手术图谱（种植·桥体篇）》以3D图片的方式，分步讲解应用于种植治疗中的牙周整形手术，并配有真实临床病例，直观易懂，是一本不可多得的临床指导用书。本书在日本自发行以来取得2017年度畅销第一的成绩，是很多口腔种植医生的手边书。监著者中田光太郎先生被誉为该领域的日本第一人。

我希望通过中文译本的发行，把这本优秀的专业书推荐给国内的口腔种植医生，对提高临床种植治疗水平能有帮助。也同时希望，能促进中日口腔医疗技术的交流。

在此，特别感谢对此书的发行提供很大帮助的辽宁科学技术出版社、《牙科展望》编辑部编辑葛宇飞先生、提供指导意见的日本九州大学大学院齿学研究院我的教授古谷野洁教授、日本特定医疗法人社团芳香会理事长田中路子先生、上海科瓦齿科集团公司的董事长占国祥先生和总经理李淑英女士，以及对翻译提供帮助的日本九州大学齿学博士王大光先生，还有我亲爱的家人。

高杰

2020年3月26日

第1章　种植体周围组织的外科处理

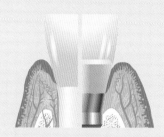

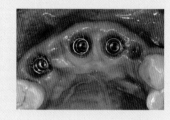

第2章　各治疗阶段的种植整形外科手术的临床处理

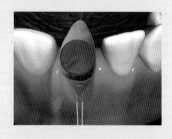

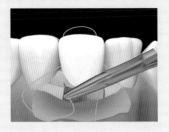

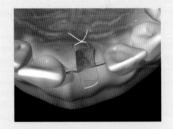

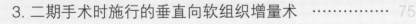

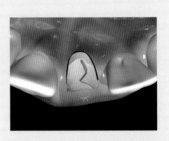

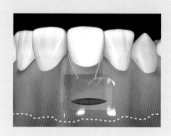

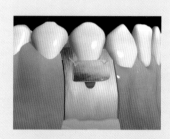

第3章　整形手术后的桥体基底面形态的调整

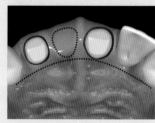
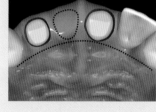

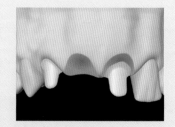

第4章　整形外科与种植修复治疗

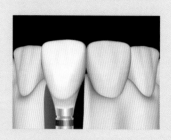
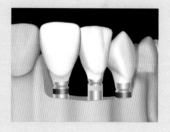

监著

中田光太郎 Kotaro Nakata
京都府出诊：中田齿科诊所
　　　　　　TAKANNA 齿科诊所

木林博之 Hiroyuki Kibayashi
京都府出诊：木林齿科医院

编著

冈田素平太 Soheita Okada
东京都出诊：冈田齿科诊所

小田师巳 Norimi Oda
大阪府出诊：小田齿科诊所

园山 亘 Wataru Sonoyama
滋贺县出诊：浅田齿科医院

山羽 彻 Toru Yamaba
大阪府出诊：山羽齿科医院

协作执笔

都筑优治 Yuji Tsuzuki
京都府开业：Ray Dental Labor
齿科技工士

第1章 种植体周围组织的外科处理

Surgical Management of
Peri-implant Tissue

天然牙 VS 种植牙

Differences Between Natural Tooth and Dental Implant

1. 天然牙和种植牙有什么不同

大量研究所报道，各种类型天然牙的牙周整形外科手术（Periodontal plastic surgery，PPS）具有长期的有效性[1-2]。为了满足更高的审美需求，有良好循证基础的PPS更加必要。基于这个概念和技术，针对种植体周围组织的整形外科手术即种植整形外科手术（Implant plastic surgery，IPS）也得到广泛应用，并且被报道有良好的预后[3-4]。但是，PPS和IPS的术式是相同的吗？如果不同，有哪些不同（图1-2-1）？临床上有何冲突？IPS成功引入的关键点是笔者们所思考的。

2. 生物学的不同

对天然牙牙周组织和种植体周围组织进行比较，骨缘上软组织的生物学比例不同，种植体周围软组织高度的维持，相比天然牙，需要更厚的软组织[5-6]（图1-1-1）。

多数的证据证明，结合组织移植（Connective tissue graft，CTG）对天然牙软组织厚度的获得是有效的，CTG被报道对软组织形态的长期维持是有效的[7]。

生物学比例的不同，其原因在于：天然牙和种植牙的组织构造不同、牙周膜的有无和血供的多少不同[8-9]、软组织的附着方式不同[10]，以及纤维的走向不同[11-14]。其中，血供的多少与种植的愈合能力相关，仅从骨膜获得血液供给的种植体周围组织比天然牙的愈合能力差。软组织的附着方式，在天然牙和种植体中有很大不同，种植体与周围的上皮结合比较脆弱，这导致愈合能力和抗感染能力的差异[15-17]。因此，必须掌握种植体周围组织与牙周组织生物学特性的不同（图1-1-2），考虑到术后的愈合和组织的稳定性，我们要寻求相比PPS更加慎重的IPS的手术方式和技巧（切开、剥离、缝合）。

牙周组织和种植体周围组织骨缘上软组织的生物学比例

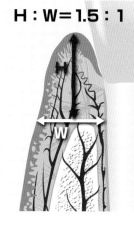
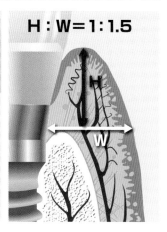

图1-1-1 牙周组织和种植体周围组织骨缘上软组织的生物学比例
唇侧中央的骨缘上牙周组织（Supra crestal gingival tissue）：天然牙的高（Height，H）、宽（Width，W）比例约1.5：1[18]，种植体比例约1：1.5[19]。即为：要维持种植体周围软组织的高度，必须比天然牙保持更厚的软组织。（参考文献[23]引用·修改）

周围组织附着方式的不同

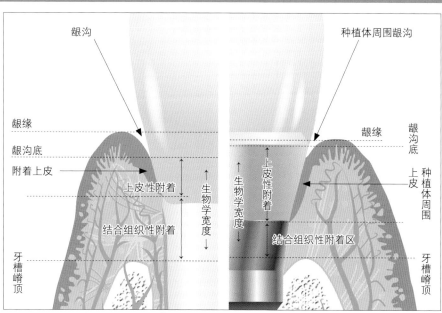

图1-1-2 天然牙（左）和种植体周围（右）的解剖学标志
两者皆是硬组织被软组织覆盖，保持稳定的状态。但是，牙周膜和牙骨质的有无、血管的走向和纤维的排列有很大差异[11-14]。特别是结合组织的附着方式完全不同，与天然牙牙周组织相比，种植体周围组织的稳定状态比较脆弱[20-21]、再生能力低下[22]。（参考文献[23]引用·修改）

表1-1-1 天然牙和种植体周围组织的差异与意义

周围组织的差异	对周围组织的意义	天然牙和种植体周围组织的比较
上皮性附着的质地	再生能力	天然牙 > 种植体周围组织
	抗感染能力	天然牙 > 种植体周围组织
结合组织性附着的有无	抗感染能力	天然牙 >> 种植体周围组织
血供的多少	愈合能力	天然牙 >> 种植体周围组织

构造的差异

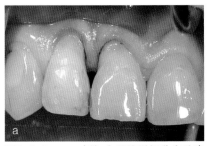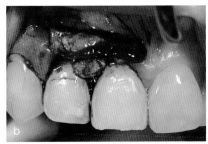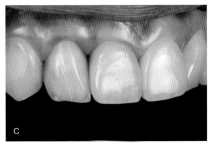

图1-1-3a~c 例如在天然牙龈乳头重建术中，只有天然牙的唇侧或腭侧可有路径操作。为了不损伤狭小的龈乳头，器械不插入组织，以免造成不必要的伤害，因此必须在扩大的视野下使用微型器械仔细地处理。

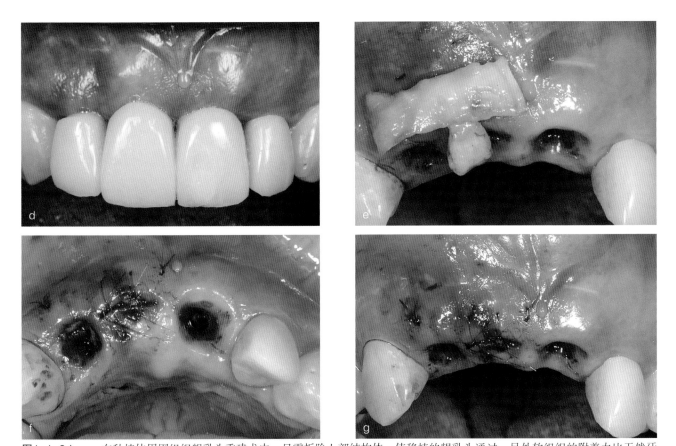

图1-1-3d~g 在种植体周围组织龈乳头重建术中，只需拆除上部结构体，使移植的龈乳头通过。另外软组织的附着力比天然牙弱，容易剥离。即使唇侧做信封状瓣移植时，因为没有牙冠限制刀片的运动，信封状瓣的移植也比天然牙存在的情况下更容易。然而，当术野内有瘢痕、术区下有增生骨、软组织的厚度不均匀时，需要有与天然牙的PPS不相同的手术观点。

3. 构造的不同

PPS受患牙自身、邻牙、牙轴向倾斜等情况，以及器械自身运转方向的限制，导致手术难度加大。

而IPS针对缺损部的处理没有来自牙齿的阻碍，咬合面方向也没有限制。即使行种植体覆盖术，拆除上部结构后，多数情况可从咬合面方向或牙龈沟内侧进行手术。IPS自身的技术难度相对较低（图1-1-3）。

4. 不同点的总结

从临床的角度来说，以上内容总结如下（表 1-1-1）：

· 天然牙术后痊愈质量、愈合速度远远优于种植牙。种植的处理包括瘢痕组织、术后的痊愈，故需要比天然牙更加慎重的手术方案设计。

· 天然牙与种植牙相比，骨缘上软组织的生物学比例不同。若要维持同等高度的软组织，种植牙需要确保具有更厚的软组织。要获得更厚的软组织，CTG是有效的手段。

· 因为种植体周围软组织的附着脆弱，外科处理时翻瓣剥离比天然牙容易。并且，因为修复体可以拆除，手术路径的限制较少。

参考文献

[1] Zucchelli G, Mounssif I. Periodontal plastic surgery. Periodontol 2000 2015; 68(1): 333-368.

[2] Cairo F, Nieri M, Pagliaro U. Efficacy of periodontal plastic surgery procedures in the treatment of localized facial gingival recessions. A systematic review. J Clin Periodontol 2014; 41 Suppl 15: S44-62.

[3] Kazor CE, Al-Shammari K, Sarment DP, Misch CE, Wang HL. Implant plastic surgery: a review and rationale. J Oral Implantol 2004; 30(4): 240-254.

[4] Thoma DS, Buranawat B, Hämmerle CH, Held U, Jung RE. Efficacy of soft tissue augmentation around dental implants and in partially edentulous areas: a systematic review. J Clin Periodontol 2014; 41 Suppl 15: S77-91.

[5] Nozawa T, Enomoto H, Tsurumaki S, Ito K. Biologic height-width ratio of the buccal supra-implant mucosa. Eur J Esthet Dent 2006; 1(3): 208-214.

[6] Wennström JL. Mucogingival considerations in orthodontic treatment. Semin Orthod 1996; 2(1): 46-54.

[7] Thoma DS, Buranawat B, Hämmerle CH, Held U, Jung RE. Efficacy of soft tissue augmentation around dental implants and in partially edentulous areas: a systematic review. J Clin Periodontol 2014; 41 Suppl 15: S77-91.

[8] Berglundh T, Lindhe J, Ericsson I, Marinello CP, Liljenberg B, Thomsen P. The soft tissue barrier at implants and teeth. Clin Oral Implants Res 1991; 2(2): 81-90.

[9] Berglundh T, Lindhe J, Jonsson K, Ericsson I. The topography of the vascular systems in the periodontal and peri-implant tissues in the dog. J Clin Periodontol 1994; 21(3): 189-193.

[10] Shimono M, Ishikawa T, Enokiya Y, Muramatsu T, Matsuzaka K, Inoue T, Abiko Y, Yamaza T, Kido MA, Tanaka T, Hashimoto S. Biological characteristics of the junctional epithelium. J Electron Microsc (Tokyo) 2003; 52(6): 627-639.

[11] Avery JK. 第9章歯周組織の組織学：歯槽骨，セメント質，歯根膜（歯周靭帯）. In: Avery JK（編）. 寺木良巳，相山誉夫，加賀山学（訳）. Avery 口腔組織・発生学 第2版. 東京：医歯薬出版，1999.

[12] O'Neal RB, Edge MJ. 第10章骨内インプラントの組織学. In: Avery JK（編）. 寺木良巳，相山誉夫，加賀山学（訳）. Avery 口腔組織・発生学 第2版. 東京：医歯薬出版，1999.

[13] Degidi M, Piattelli A, Scarano A, Shibli JA, Iezzi G. Peri-implant collagen fibers around human cone Morse connection implants under polarized light: a report of three cases. Int J Periodontics Restorative Dent 2012; 32(3): 323-328.

[14] Schupbach P, Glauser R. The defense architecture of the human periimplant mucosa: a histological study. J Prosthet Dent 2007; 97(6 Suppl): S15-25.

[15] Ikeda H, Shiraiwa M, Yamaza T, Yoshinari M, Kido MA, Ayukawa Y, Inoue T, Koyano K, Tanaka T. Difference in penetration of horseradish peroxidase tracer as a foreign substance into the peri-implant or junctional epithelium of rat gingivae. Clin Oral Implants Res 2002; 13(3): 243-251.

[16] Shimono M, Ishikawa T, Enokiya Y, Muramatsu T, Matsuzaka K, Inoue T, Abiko Y, Yamaza T, Kido MA, Tanaka T, Hashimoto S. Biological characteristics of the junctional epithelium. J Electron Microsc (Tokyo) 2003; 52(6): 627-639.

[17] Sukekava F, Pannuti CM, Lima LA, Tormena M, Araújo MG. Dynamics of soft tissue healing at implants and teeth: a study in a dog model. Clin Oral Implants Res 2016; 27(5): 545-552.

[18] Wennström JL. Semin Orthod. Mucogingival considerations in orthodontic treatment. 1996; 2(1): 46-54.

[19] Nozawa T, Enomoto H, Tsurumaki S, Ito K. Biologic height-width ratio of the buccal supra-implant mucosa. Eur J Esthet Dent 2006; 1(3): 208-214.

[20] Ericsson I, Berglundh T, Marinello C, Liljenberg B, Lindhe J. Long-standing plaque and gingivitis at implants and teeth in the dog. Clin Oral Implants Res 1992; 3(3): 99-103.

[21] Schüpbach P. The peri-implant mucosa – sanguine dreams and harsh reality. International Dentistry African Edition 2013; 3(5): 52-54.

[22] Sukekava F, Pannuti CM, Lima LA, Tormena M, Araújo MG. Dynamics of soft tissue healing at implants and teeth: a study in a dog model. Clin Oral Implants Res 2016; 27(5): 545-552.

[23] 中田光太郎，木林博之（監著）. 岡田素平太，奥野幾久，小田師巳，尾野　誠，園山　亘，都築優治，山羽　徹（著）. エビデンスに基づいたペリオドンタルプラスティックサージェリー イラストで見る拡大視野での臨床テクニック. 東京：クインテッセンス出版，2016.

软组织增量概论

Outlines of Soft Tissue Augmentation

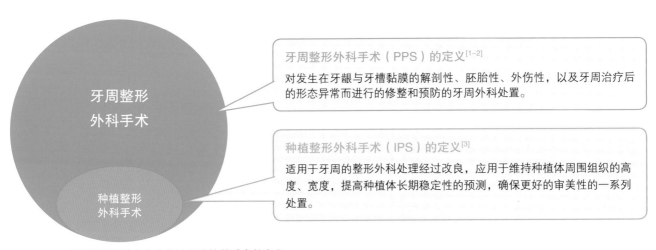

牙周整形外科手术（PPS）的定义[1-2]

对发生在牙龈与牙槽黏膜的解剖性、胚胎性、外伤性，以及牙周治疗后的形态异常而进行的修整和预防的牙周外科处置。

种植整形外科手术（IPS）的定义[3]

适用于牙周的整形外科处理经过改良，应用于维持种植体周围组织的高度、宽度，提高种植体长期稳定性的预测，确保更好的审美性的一系列处置。

图1-2-1 牙周整形外科手术和种植整形外科手术的定义。

1. 种植治疗中软组织增量的意义

1.1 软组织增量手术的有效性

近年来，大量的论文表明种植体周围的牙周整形外科的术式，或自此衍生出的新术式适用于软组织增量、对形态修整有效。种植体周围软组织维护的目的是通过外科学的形态、组织量的控制、与周围组织协调的审美效果，获得健康的种植体周围组织以提高治疗的良好预后。

Thoma[4]等推荐在种植体周围软组织增量手术中使用自体上皮下结合组织。

软组织替代材料目前因为缺少科学的证据，故不作为推荐。Karthikeyan[5]等表明上皮下结合组织可以用于多种目的的种植外科处理，并有良好的长期稳定性。

通过对种植治疗的各个阶段使用软组织增量治疗的效果的调查发现，即刻种植同时进行结合组织移植（Connective tissue graft，CTG）在临床上是有效的。Bianchi[6]等在即刻种植同时进行CTG和未行CTG的对照研究中发现，术后1~9年唇侧牙龈退缩1mm以上，CTG并行组的发生率为5%，CTG未行组的发生率为20%。

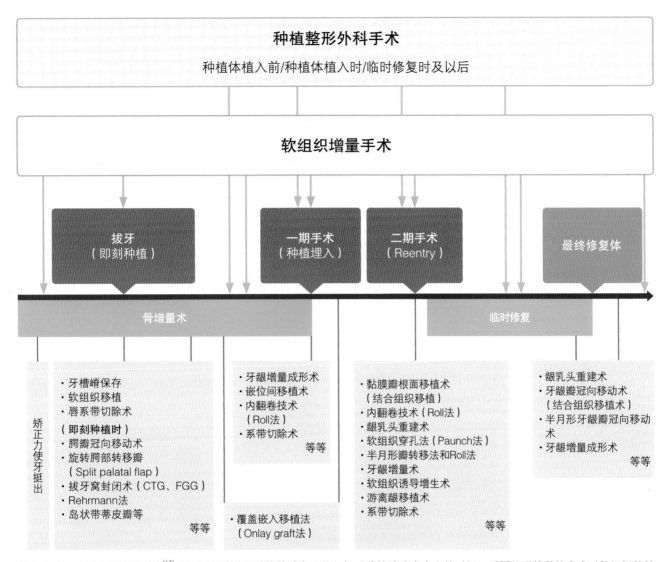

图1-2-2　种植整形外科手术[12]（绿）和牙周整形外科手术（蓝）提示种植治疗中介入的时机。牙周整形外科的术式对软组织的处理在种植治疗的任何阶段可以介入，但是，良好的效率和减少不必要的手术次数是非常重要的。

同样，Grunder[7]测量了CTG并行组和CTG未行组，术后6个月唇侧水平向软组织量的增减。结果，CTG并行组有0.34mm的吸收量，而CTG未行组有1.063mm的水平向吸收。以上2篇论文提示，即刻种植同时行CTG可以抑制软组织的水平向和垂直向吸收。

Rungcharassaeng、Kan等[8]比较分析了即刻种植时有无CTG对颊侧牙龈厚度的影响，CTG并行组测得牙龈厚度为2.61mm，CTG未行组牙龈厚度为1.42mm。并且，即刻种植术后6个月，增加的牙龈厚度得到维持。Redemagni等[9]的前瞻性研究中认为即刻种植同时行CTG利于维持颊侧软组织的稳定性。Chung等[10]认为CTG可抑制有平台转移结构基台的唇侧黏膜的退缩（图1-2-3）。

牙周整形手术在种植病例中的应用

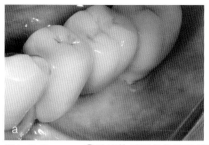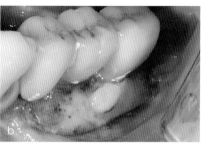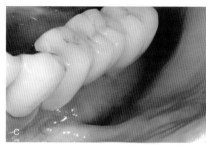

图1-2-3a～c ❶种植体周围角化龈的获得。与增加天然牙周围角化龈的游离龈移植术完全同样的术式也适用于增加种植体周围角化龈。虽然治疗的任何阶段都可能介入，但需要慎重地计划。

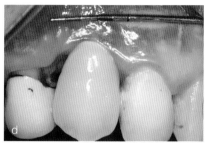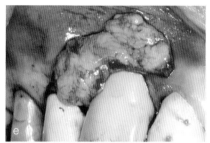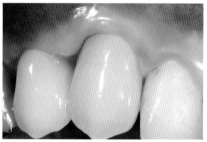

图1-2-3d～f ❷种植体及基台的覆盖。种植体周围牙龈不足、术后的牙龈退缩、会在临床出现审美问题等情况。因为种植的位置原因导致的病例较多，所以再恢复的诊断很重要，种植体上部结构的形态也要进行必要的改变。根面覆盖术是可选择使用的术式。

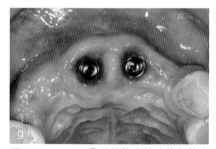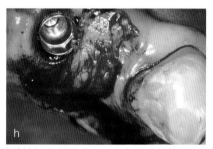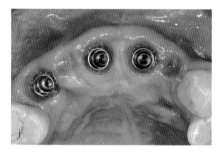

图1-2-3g～i ❸种植体支持式修复体中牙槽嵴缺损的增量治疗。在考量种植体配置的基础上，尽可能地避免种植体过于邻接，有利于保存组织。多颗牙缺失的病例中，针对桥体部分的牙槽嵴缺损，高频率应用牙槽嵴增大术。

一些研究讨论了二期手术时软组织增量的效果。Schneider等[11]在种植体植入时同时进行GBR，6个月后，二期手术时行软组织增量，通过光学设备进行表面扫描获得的数据评价软组织增量效果。最终获得的唇侧增量，来自GBR的约57%，来自软组织的约43%。Speroni等[13]3年期的前瞻性研究的结论，二期手术时，以牙周整形外科手术的术式进行结合组织移植，牙龈的厚度增加1.4mm，生物型为薄龈型的牙龈厚度也显著增加。在评价临时修复体对增生量的影响的研究中，Eghbali等[14]使用超声设备（Ultra-sonic device）测量了临时修复体时行增量术前、后以及最终修复体戴入9个月后，唇侧牙龈的厚度变化。临时修复时的增量术后牙龈厚度增加0.92mm，但最终修复9个月后复发减少0.15mm。

1.2 覆盖术中软组织增量的有效性

Burkhardt等[15]在种植体边缘牙龈退缩的病例中，使用根面覆盖术的术式，从腭部黏膜以单切口（Single incision）技术采取的结合组织移植瓣，被冠向移动的、越过膜龈联合处（Muco-gingival junction，

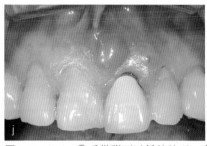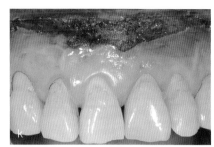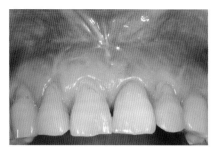

图1-2-3j～l ❹系带附丽过低的处理。在种植治疗过程中，拔牙、GBR等治疗使前庭沟变浅，导致系带的附丽变高。可行系带成形术进行改善。

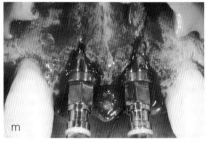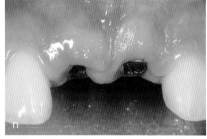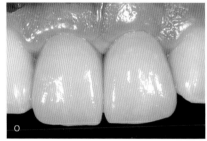

图1-2-3m～o ❺种植体间龈乳头的保存和再建。特别在审美区域，种植体的邻接难以避免的情况，种植体间龈乳头组织的保存对审美和功能至关重要。龈乳头重建术应用于种植体周围，以重建的软组织的长期维持为前提，必须谨慎地诊断。

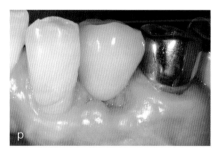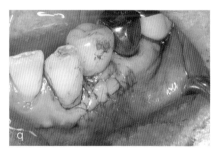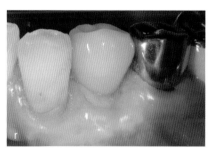

图1-2-3p～r ❻种植体周围的牙槽嵴修整、软组织形态的外科修整处理。拔牙（外伤等）与多次手术形成的瘢痕、GBR后创口裂开和感染等导致周围组织形态不良。牙周整形外科手术可以改善种植修复的审美性和易清扫性。

MGJ）形成的部分层黏膜瓣覆盖，并固定。手术后虽然退缩的部位被完全覆盖，但术后3个月70%和6个月66%的覆盖量丧失。同样的术式，Zucchelli等[16]的研究结论是，软组织的退缩量平均为（2.72±0.68）mm的情况，最终修复体1年后的覆盖率平均为96.3%，完全覆盖的部分占全体的75%。

以上2篇论文的研究结果存在差异，Zucchelli[16]在论文中讨论认为修复体、基台的形态应依据需要进行改变。对于专业术者来说，种植体覆盖术也是困难的，因为不仅需要高超的外科技术，良好的修复技术

也是必要的（图1-2-2）。

2. 软组织增量手术的未来展望

未来的种植治疗必须要求与种植修复相关的处理，贯穿种植治疗全程，并维持周围组织的持续性稳定和组织量的良好控制。如果掌握了满足审美要求的整形外科覆盖技术，对于临床医生来说就是掌握了内心强大的武器。然而，目前这一领域还只是有少量专家级的临床病例。2015年的EAO学术会议[17]

（Consensus conference）提出，种植体周围软组织增量处理可以实现：

1. 软组织的厚度和角化龈量的增加。

2. 抑制种植体相邻骨吸收。

3. 种植体唇侧组织宽度的少量退缩的覆盖处理。

以上内容，都有短期的证据支持。但是，Esposito等[18]认为，现阶段最优的增量处理、切开和缝合、瓣

的设计等技术的证据均不十分充分。Rotundo等[19]系统性评价的结论也认为增量的软组织能否长期维持、对种植体周围骨水平的影响均缺少长期的证据支持。因此，临床医生必须审慎地认识到目前科学的证据和长期观察的数据不足的事实，今后，更加系统性的研究、技术评价、长期的可预测性的考察是必要的。

参考文献

[1] Proceedings of the 1996 World Workshop in Periodontics. Lansdowne, Virginia, July 13-17, 1996. Ann Periodontol 1996; 1(1): 1-947.

[2] 小野善弘，宫本泰和，浦野　智，松井德雄，佐々木　猛（著）コンセプトをもった予知性の高い歯周外科処置　改訂第2版. 東京：クインテッセンス出版，2013.

[3] Kazor CE, Al-Shammari K, Sarment DP, Misch CE, Wang HL. Implant plastic surgery: a review and rationale. J Oral Implantol 2004; 30(4): 240-254.

[4] Thoma DS, Buranawat B, Hämmerle CH, Held U, Jung RE. Efficacy of soft tissue augmentation around dental implants and in partially edentulous areas: a systematic review. J Clin Periodontol 2014; 41 Suppl 15: S77-91.

[5] Karthikeyan BV, Khanna D, Chowdhary KY, Prabhuji ML. The versatile subepithelial connective tissue graft: a literature update. Gen Dent 2016; 64(6): e28-e33.

[6] Bianchi AE, Sanfilippo F. Single-tooth replacement by immediate implant and connective tissue graft: a 1-9-year clinical evaluation. Clin Oral Implants Res 2004; 15(3): 269-277.

[7] Grunder U. Crestal ridge width changes when placing implants at the time of tooth extraction with and without soft tissue augmentation after a healing period of 6 months: report of 24 consecutive cases. Int J Periodontics Restorative Dent 2011; 31(1): 9-17.

[8] Rungcharassaeng K, Kan JY, Yoshino S, Morimoto T, Zimmerman G. Immediate implant placement and provisionalization with and without a connective tissue graft: an analysis of facial gingival tissue thickness. Int J Periodontics Restorative Dent 2012; 32(6): 657-663.

[9] Redemagni M, Cremonesi S, Garlini G, Maiorana C. Soft tissue stability with immediate implants and concave abutments. Eur J Esthet Dent 2009; 4(4): 328-337.

[10] Chung S, Rungcharassaeng K, Kan JY, Roe P, Lozada JL. Immediate single tooth replacement with subepithelial connective tissue graft using platform switching implants: a case series. J Oral Implantol 2011; 37(5): 559-569.

[11] Schneider D, Grunder U, Ender A, Hämmerle CH, Jung RE. Volume gain and stability of peri-implant tissue following bone and soft tissue augmentation: 1-year results from a prospective cohort study. Clin Oral Implants Res 2011; 22(1): 28-37.

[12] Hürzeler MB, Weng D. Periimplant tissue management: optimal timing for an aesthetic result. Pract Periodontics Aesthet Dent 1996; 8(9): 857-869; quiz 869.

[13] Speroni S, Cicciu M, Maridati P, Grossi GB, Maiorana C. Clinical investigation of mucosal thickness stability after soft tissue grafting around implants: a 3-year retrospective study. Indian J Dent Res 2010; 21(4): 474-479.

[14] Eghbali A, De Bruyn H, Cosyn J, Kerckaert I, Van Hoof T. Ultrasonic Assessment of Mucosal Thickness around Implants: Validity, Reproducibility, and Stability of Connective Tissue Grafts at the Buccal Aspect. Clin Implant Dent Relat Res 2016; 18(1): 51-61.

[15] Burkhardt R, Joss A, Lang NP. Soft tissue dehiscence coverage around endosseous implants: a prospective cohort study. Clin Oral Implants Res 2008; 19(5): 451-457.

[16] Zucchelli G, Mazzotti C, Mounssif I, Mele M, Stefanini M, Montebugnoli L. A novel surgical-prosthetic approach for soft tissue dehiscence coverage around single implant. Clin Oral Implants Res 2013; 24(9): 957-962.

[17] Sicilia A, Quirynen M, Fontolliet A, Francisco H, Friedman A, Linkevicius T, Lutz R, Meijer HJ, Rompen E, Rotundo R, Schwarz F, Simion M, Teughels W, Wennerberg A, Zuhr O. Long-term stability of peri-implant tissues after bone or soft tissue augmentation. Effect of zirconia or titanium abutments on peri-implant soft tissues. Summary and consensus statements. The 4th EAO Consensus Conference 2015. Clin Oral Implants Res 2015; 26 Suppl 11: 148-152.

[18] Esposito M, Maghaireh H, Grusovin MG, Ziounas I, Worthington HV. Soft tissue management for dental implants: what are the most effective techniques? A Cochrane systematic review. Eur J Oral Implantol 2012; 5(3): 221-238.

[19] Rotundo R, Pagliaro U, Bendinelli E, Esposito M, Buti J. Long-term outcomes of soft tissue augmentation around dental implants on soft and hard tissue stability: a systematic review. Clin Oral Implants Res 2015; 26 Suppl 11: 123-138.

第2章 各治疗阶段的种植整形外科手术的临床处理

Implant Plastic Surgery in each Surgical Operation Steps

种植体植入前：牙槽嵴保存术

Ridge Preservation prior to Implant Placement

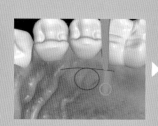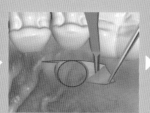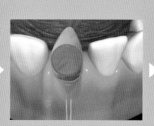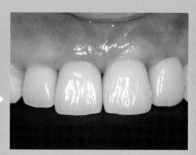

1. 牙槽嵴保存术（Ridge preservation technique）

牙槽嵴保存术的目的包括硬组织的保存和软组织的保存。以保存软组织为目的的软组织保存术，为利于早期种植体植入（拔牙后6~8周），尽可能保留拔牙窝周围的软组织。种植体植入前的整形外科手术可以保护种植的位点。

2. 软组织穿孔术（Soft tissue punch technique）

以保存软组织为目的的软组织穿孔术，先使用牙龈环切刀从腭部供区采取直径6~8mm、厚度2mm的附带上皮的结合组织移植瓣。在拔牙窝填充人工骨填料后，去除拔牙窝内缘上皮，修整移植瓣至适合牙槽窝，最后选择6~8个缝合点严密缝合。使用附带上皮的移植瓣的优点是，利用上皮的刚性可以提高移植瓣的稳定性的同时，可防止结合组织的坏死，使拔牙窝的缝合关闭变得容易（图2-1-1，图2-1-3）。

但是，软组织保存术中的拔牙窝封闭技术和软组织穿孔术，有因拔牙窝的血供不足、新生血管对移植瓣的血供少而导致移植瓣坏死的危险。特别是牙龈为薄龈型的病例，血供不好，增加手术的处理深度很必要。

本章首先讲解软组织保存术中的软组织穿孔术（图2-1-1）。嵌位间移植术是基本的技术，虽然现在较少使用它，但为了加深理解，这里也加以说明。

成功的关键点

1. 拔牙时不要破坏唇侧的骨壁，拔牙后骨的位置、软组织的厚度用探针确认。

2. 拔牙窝的内缘上皮，用刀片或金刚砂车针削除，确保移植瓣的血供。

3. 拔牙窝内使用人工骨无间隙填充，将移植瓣完全稳定地严密缝合固定。

软组织穿孔术

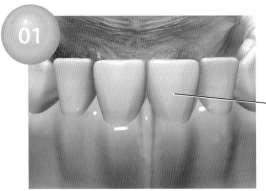

01

图2-1-1a

上颌右侧中切牙因为不可保存而拔除。

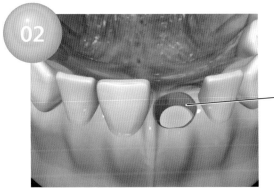

02

图2-1-1b

不要损坏唇侧的骨壁，仔细地拔除患牙。拔牙后，用探针探测并掌握骨的位置、软组织的厚度。从血供的观点出发，此技术适用于唇侧骨壁缺损少的病例。

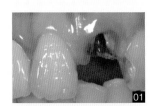

01

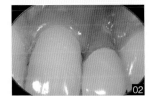

02

此技术适用的骨缺损（01）和非适用的骨缺损（02）。

- -

循证证据

软组织穿孔术的术后愈合

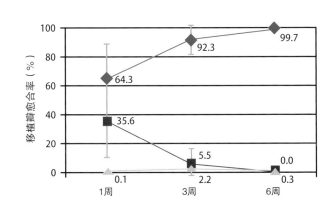

全部20例移植瓣的愈合情况的平均值
（ ◆ ：与周围组织结合； ■ ：纤维化； ▲ ：坏死或不完全愈合）

纵轴：移植瓣愈合率（%）
横轴：1周 3周 6周

数值：64.3 92.3 99.7 / 35.6 5.5 0.0 / 0.1 2.2 0.3

　　牙槽嵴保存术的成功要求骨填料在拔牙窝内有物理性的稳定、软组织的严密封锁，防止感染。本论文评价了应用在软组织穿孔术中拔牙窝的早期软组织愈合情况。

　　研究结果，术后1周64.3%的移植区域与周围组织结合，愈合良好。35.6%的移植区域纤维化（Fibrin），有良好的愈合倾向。0.1%的移植区域有坏死的迹象。移植瓣完全坏死1例。术后3周、6周后预后良好率增加，平均结果显示此术式预后良好。

　　但是，术后1周虽然平均64.3%的愈合率，但数据范围21%～96%过大，所以，临床上谨慎地观察是必要的[1]。

[1] Jung RE, Siegenthaler DW, Hämmerle CH. Postextraction tissue management: a soft tissue punch technique. Int J Periodontics Restorative Dent 2004; 24(6): 545-553.

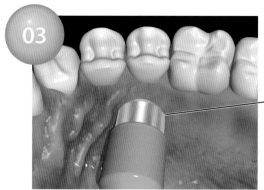

03

牙周探针测量拔牙窝的直径，选择合适直径（6~8mm）的牙龈环切刀。

图2-1-1c

▶要点

选择直径大于拔牙窝直径1.2~1.5mm的牙龈环切刀。

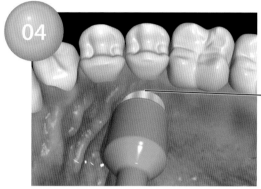

04

采取部位是上颌第二前磨牙腭侧，参照牙龈环切刀的刃部斜角部分，采取2~3mm厚度的结合组织。

图2-1-1d

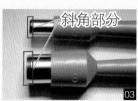

斜角部分

牙龈环切刀（BP80-F）的刃部斜角部分。2~3mm的长度。

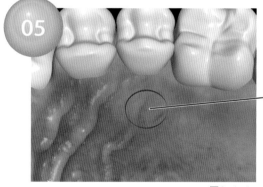

05

牙龈环切刀直径较大时，可以向第一磨牙处延伸。

图2-1-1e

▶结合组织采取部位

采取部位一般为自第一前磨牙远中至第一磨牙远中腭侧或者上颌结节。

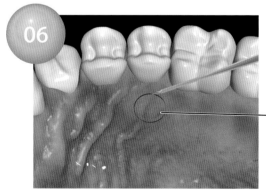

06

以CK-2牙龈刀从供区切取移植瓣。使用牙龈刀沿环形切口，从表层上皮组织开始切取约2mm厚度的附带上皮的结合组织瓣。

图2-1-1f

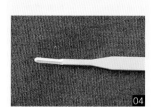

尖端纤细的微型刀片。可以用钳子按照需要弯曲成合适的角度，利于组织瓣的剥离采取。

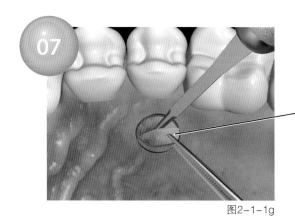

07

用组织镊（Tissue forceps）轻柔地夹持住组织瓣，拉开的同时逐步锐性分离。

图2-1-1g

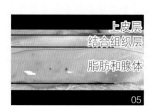

上皮层
结合组织层
脂肪和腺体
05

Zucchelli等报告上皮下方存在2~3mm优质的结合组织，决定以此深度为穿孔采取的深度。

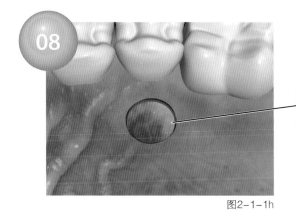

08

组织瓣采取后，供区进行压迫止血。

图2-1-1h

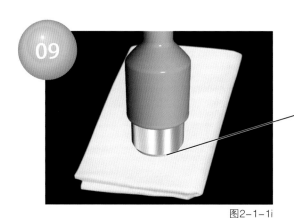

09

使用同一牙龈环切刀切取2~3层胶原蛋白海绵（Collagen sponge）。

图2-1-1i

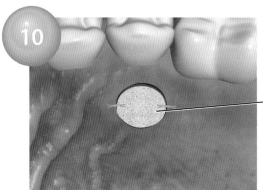

10

2~3层重叠的胶原蛋白海绵完全覆盖供区创面，单纯缝合固定。

图2-1-1j

▶ 单纯缝合（外科结）

使用外科结，打第一结时缝线绕2次，第二绕1次并与第一结反向结扎。

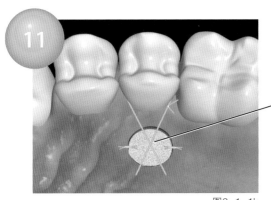

使用交叉褥式缝合（Cross matt-ress suture）将胶原蛋白海绵固定在创面。

图2-1-1k

交叉褥式缝合

缝线在缝合创口时交叉，这在拔牙窝内填塞胶原蛋白海绵后固定的时候使用。（参见《3D牙周美容手术图谱（天然牙篇）》，P26）

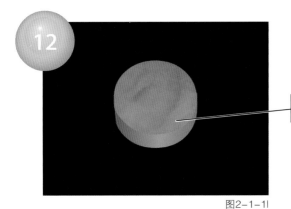

采取直径8mm的组织瓣。

图2-1-1l

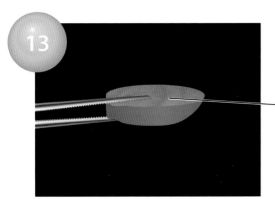

组织瓣修整到约2mm厚度，去除脂肪、腺体组织，使唇侧的结合组织较厚。

图2-1-1m

削除内缘上皮的目的

拔牙窝的血供比较贫乏。削除拔牙窝内缘上皮，可以提供移植组织瓣的血供，维持血凝块的稳定，有利于游离瓣新生血管网的构建。

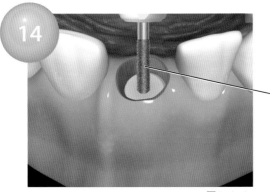

关键点

拔牙窝内缘上皮组织，用刀片或金刚砂车针削除一层。

图2-1-1n

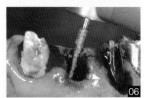

金刚砂车针削除内缘上皮组织。

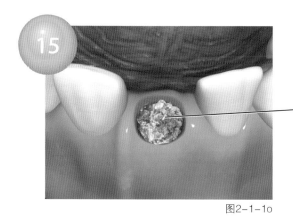

将人工骨填料紧密填充拔牙窝至龈缘下，用纱布轻压，避免拔牙窝内存在间隙。

图2-1-1o

要点

如果拔牙窝内有间隙存在，则游离移植瓣容易活动，新生血管的形成受阻，导致游离移植瓣坏死。人工骨填料选择颗粒大小直径为1～2mm。

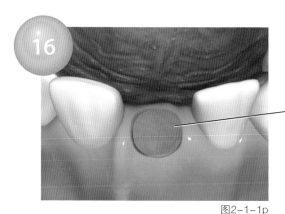

游离移植瓣的边缘修整和拔牙窝内缘上皮贴合。

图2-1-1p

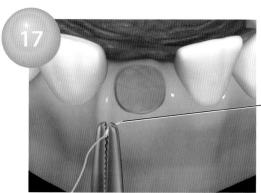

使用交叉褥式缝合将游离移植瓣固定在拔牙窝内。

图2-1-1q

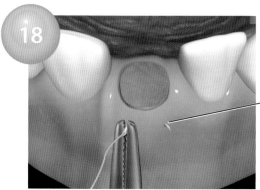

自拔牙窝唇侧近中进针，在远中穿出。

图2-1-1r

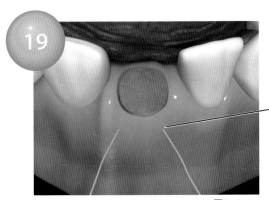

穿出的缝线斜向腭侧对角线方向移动。

图2-1-1s

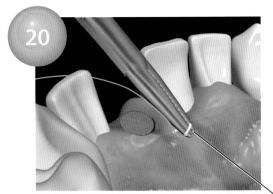

图2-1-1t

自拔牙窝腭侧近中侧进针，腭侧远中侧穿出。

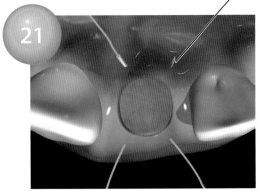

图2-1-1u

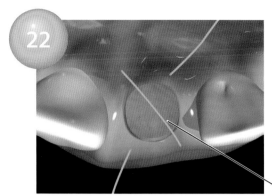

图2-1-1v

在拔牙窝上方交叉缝合，在唇侧近中打结，固定游离移植瓣。

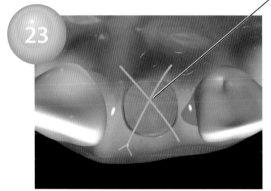

图2-1-1w

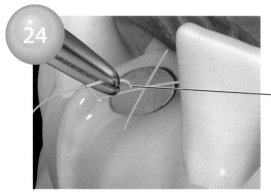

图2-1-1x

仅用交叉褥式缝合仍然无法完全固定游离移植瓣，再以单纯缝合辅助固定。为保证血供，缝合要避开龈乳头。自游离移植瓣侧进针，向拔牙窝的内缘上皮穿刺。

运针要点

当缝针针尖在穿出点穿出时，勿夹持针尖，而要从带线缝针的后端加压，待针的中部露出穿出点，夹持中央部位穿出。

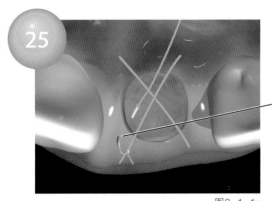

缝合线选择6-0到7-0号。在唇腭侧的近中、中央、远中的6个部位进行单纯缝合。

图2-1-1y

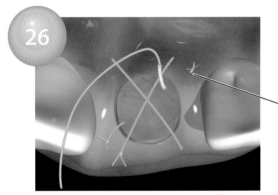

在唇侧和腭侧交互进行单纯缝合，使游离移植瓣有一定张力。

图2-1-1z

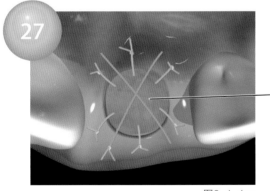

关键点

缝合完成后，游离移植瓣和内缘上皮应紧密接触，移植瓣无松动。

图2-1-1aa

要点

确认止血后，为保证纤维化的效果，确认血凝块不要流失。

3. 嵌位间移植术（Onlay inter positional graft）

依前所述，因为拔牙窝的血供不良，新生血管对移植瓣的血供不足而导致移植瓣坏死的情况并非少见。嵌位间移植术使用上皮-上皮下结合组织移植瓣，可以防止移植瓣的坏死（图2-1-4）。

上皮下结合组织的2个部分嵌入组件（Inlay-component）插入信封状翻瓣（Envelope flap）后的拔牙窝边缘龈黏膜下。这个术式改善了软组织穿孔术的缺点即血供不足，提高了移植瓣的存活率。适用于拔牙后的种植体即刻植入和早期植入（图2-1-2）。

成功的关键点

1. 穿孔采取的上皮附着结合组织的厚度约2mm，两侧的结合组织部分修整至1~1.5mm。
2. 使用弯成一定角度的牙龈刀进行信封状翻瓣，沿着牙槽嵴的丰隆部插入时避免造成侧穿，唇侧翻瓣深度至膜龈联合（MGJ）处。
3. 将移植瓣缝合固定至正确位置，交叉褥式缝合和单纯缝合联合使用，可保证移植瓣固定牢固。

嵌位间移植术

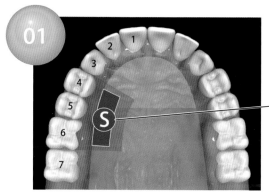

01

上皮-上皮下结合组织游离移植瓣的采取部位。
从富腺区（蓝色区域）获得的脂肪含量少、胶原含量多的上皮下结合组织放置在唇侧；从富脂区（黄色区域）获得的脂肪含量多的上皮下结合组织放置在腭侧。

图2-1-2a

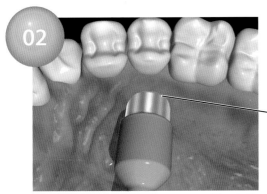

在上颌第二前磨牙颈部腭侧下方2mm处，牙龈环切刀的斜角刃部一半（1～1.5mm）的深度插入黏膜。牙龈环切刀的选择参照P24。

图2-1-2b

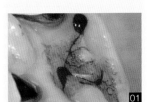

牙龈环切刀刃部1～1.5mm的深度切入后，沿环形切开线做深度1～1.5mm的直线切口。

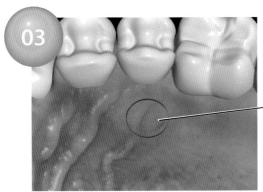

1～1.5mm深度穿孔后的状态。

图2-1-2c

- -

循证证据

嵌位间移植术术式的创始

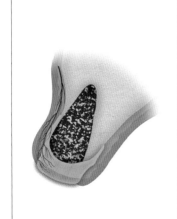 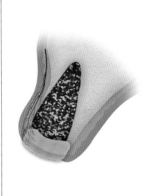

牙槽嵴保存术中经常使用人工骨填料，创口的初期关闭封锁十分重要。但是在愈合初期阶段，位于人工骨填料上方的软组织移植瓣，因下方的血供不足，导致软组织穿孔术的愈合难度增加。此论文，是最初报告改良嵌位间移植术术式不良的文献[1]。

此术式技术难度较高，它要求精细的外科技术。一方面，笔者等经验证实，移植瓣的存活率非常高，愈合后软组织的性状也良好。另一面，移植的结合组织瓣部分延伸插入信封状瓣内，必然能使唇侧软组织增厚，生物形态能得到改良。

此外，此术式的技术难度较高，目前和其他技术系统性的比较研究报告尚欠缺。

[1] Stimmelmayr M, Allen EP, Reichert TE, Iglhaut G. Use of a combination epithelized-subepithelial connective tissue graft for closure and soft tissue augmentation of an extraction site following ridge preservation or implant placement: description of a technique.Int J Periodontics Restorative Den. 2010; 30(4): 375-381.

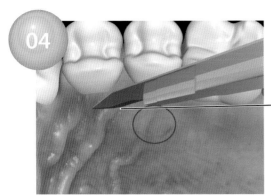

沿着牙龈环切刀的切开线上缘，用手术刀自第一前磨牙中央部位至第一磨牙中央部位水平向直线切开。

图2-1-2d

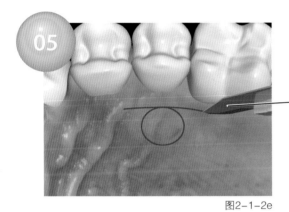

切开时的注意点，手术刀切入深度不要深于牙龈环切的深度（1～1.5mm），停止在骨上方，勿触碰到骨。

图2-1-2e

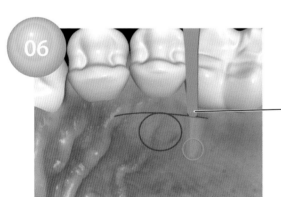

一次切开：远中侧L形切开部位自近中向远中插入弯成一定角度的牙龈刀（CK-2），水平向剥开约0.5mm厚的上皮组织，避免穿孔。

图2-1-2f

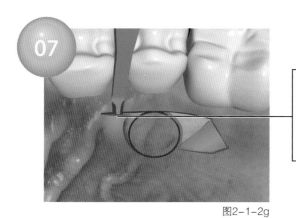

07

近中侧L形切开部位自远中向近中插入牙龈刀，和远中侧L形切开部位一样，水平向剥开约0.5mm厚的上皮组织，做一次切开。

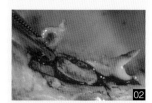

显示结合组织和带上皮附着的游离移植瓣的边界。

图2-1-2g

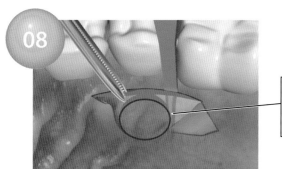

08

二次切开：环切部位的上皮侧确保1.5~2mm的厚度，仅仅把结合组织从骨上锐性剥离。

图2-1-2h

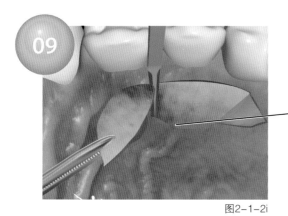

09

二次切开完成后，用组织镊轻柔地夹持住结合组织，轻施张力，从一次切开和二次切开的连接部位切离。

图2-1-2i

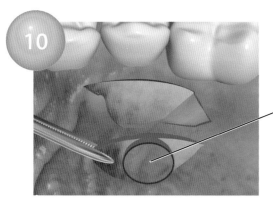

10

采取出的上皮-上皮下结合组织。
之后使用同样的牙龈环切刀，与图2-1-1i（参照P25）同样，用胶原蛋白海绵完全覆盖创面，交叉褥式缝合固定。

图2-1-2j

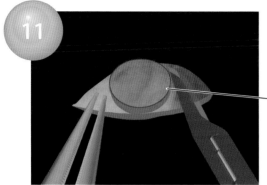

11

采取出的游离移植瓣。
环切的上皮附着结合组织瓣厚度约2mm，两侧的结合组织部位厚度为1～1.5mm。切除脂肪组织后，较厚的一部分在唇侧使用。

图2-1-2k

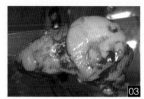

结合组织厚的一侧填在唇侧。

关键点

12

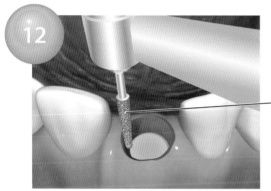

为了利于上皮-上皮下结合组织存活，拔牙窝的牙龈内壁，用手术刀或金刚砂车针去除一层，这利于血供和血凝块的稳定维持。

图2-1-2l

13

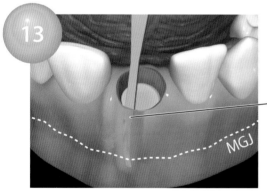

信封状瓣的形成。CK-2牙龈刀自唇侧骨缘插入剥离，避免穿孔。刃尖剥离至MGJ，形成信封状瓣。

图2-1-2m

关键点

14

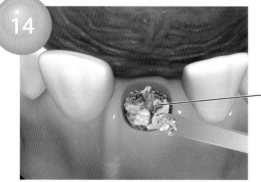

避免把骨填料填入信封状瓣内，使用颗粒大的骨填料（1～2mm）。填充骨填料同时用纱布轻压，无间隙严密填充至拔牙窝边缘。

图2-1-2n

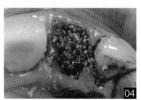

确认来自拔牙窝的血液浸透骨填料。

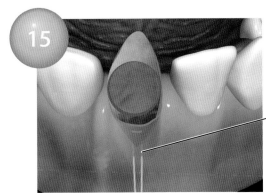

15

从信封状瓣唇侧根尖区位置刺入进行位点缝合，穿过瓣内游离瓣的结合组织，再自根尖区刺出，固定上皮–上皮下结合组织游离瓣。牵引唇侧穿出的缝线，把游离瓣拉入信封状瓣内。

图2-1-2o

游离瓣的固定

拔牙窝内间隙的存在和游离瓣的松动会导致新生血管容易坏死。

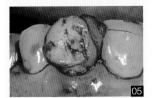

05

将游离瓣细致谨慎地插入、固定、缝合在信封状瓣内。

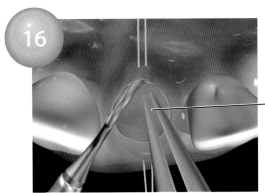

16

与唇侧同样，把游离瓣的结合组织部位拉入信封状瓣内，同时用组织镊压入。

图2-1-2p

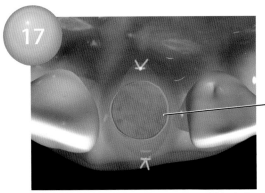

17

在唇侧和腭侧分别缝合固定游离瓣。

图2-1-2q

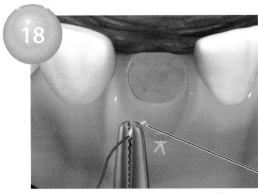

图2-1-2r

关键点

在位点缝合的冠方进行交叉褥式缝合。把信封状瓣向上拉的同时，可以从上部把游离瓣固定。

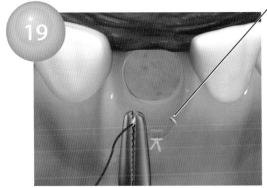

图2-1-2s

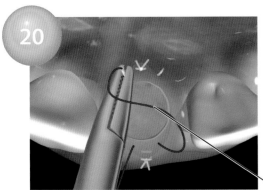

图2-1-2t

位点缝合和交叉褥式缝合联合把游离瓣固定在拔牙窝。这是游离瓣良好存活的保证。

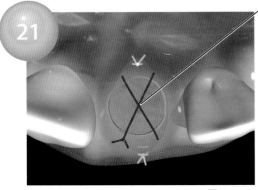

图2-1-2u

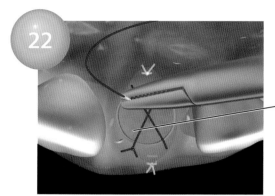

进一步用单纯缝合加强固定游离瓣。此时要考虑血供，必须避开龈乳头进行缝合。

图2-1-2v

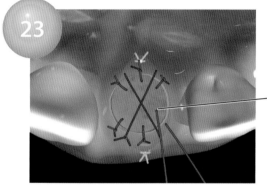

单纯缝合在唇侧和腭侧交叉进行，分别在近中、中央、远中的6个位点缝合。

图2-1-2w

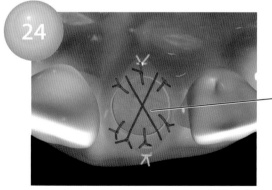

位点缝合和交叉褥式缝合、单纯缝合联合把游离瓣牢固固定在拔牙窝内。通过这个方式，即使在血供少的拔牙窝边缘部，游离瓣的存活率也能提高。

图2-1-2x

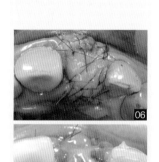

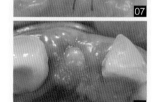

游离瓣移植后8周，存活状态的确认。

软组织穿孔术

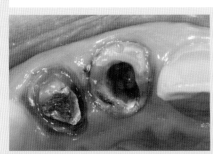

图2-1-3a 桩核及修复体脱落。11残根根部发现折裂线。

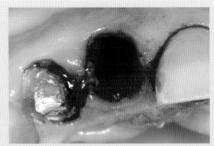

图2-1-3b 使用牙周剥离子尽可能保护牙槽窝，谨慎地拔除患牙。牙周探针探测牙槽窝唇侧骨壁，未探测到5mm以上的骨缺损。

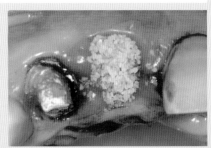

图2-1-3c 填入骨填料。仅用胶原栓塞（Collagen plug）等生物材料1～2周即会吸收。牙槽窝内牙龈的再生要求最低3周不吸收的生物材料。

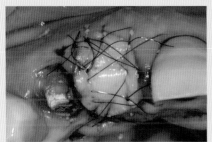

图2-1-3d 游离移植瓣放入拔牙窝，严密贴合，缝合固定。

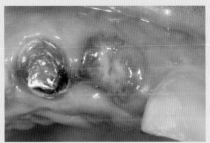

图2-1-3e 术后3周的拔牙窝。游离移植瓣没有坏死，完全生长存活。

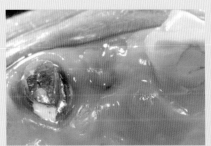

图2-1-3f 术后6周的拔牙窝。愈合良好。

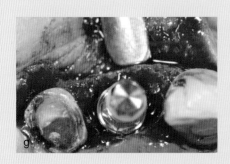

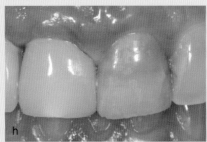

图2-1-3g 翻瓣后，种植体可以植入在理想的位置。

图2-1-3h 临时修复体戴入后，种植体周围角化龈丰满度良好。

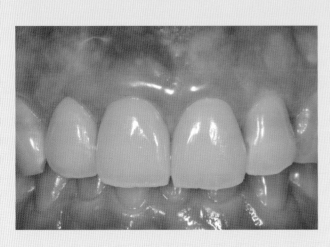

图2-1-3i 最终修复体戴入后唇面观。唇侧软组织的丰满度维持良好，同周围组织的协调性良好。

嵌位间移植术

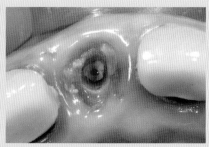

图2-1-4a　桩冠脱离。11的残根检查出龋坏和折裂线。

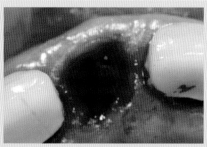

图2-1-4b　拔除残根，唇侧骨壁确认完好。

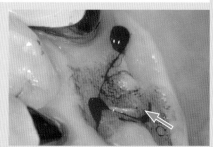

图2-1-4c　24、25腭侧部位约1mm的深度切入，采取预备插入拔牙窝的唇侧和腭侧的上皮下结合组织。

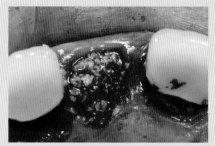

图2-1-4d　拔牙窝内填充人工骨填料并压紧，并使血液浸透骨填料。

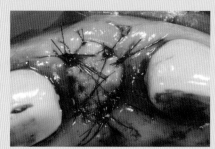

图2-1-4e　上皮-上皮下结合组织在移植床（拔牙窝）严密缝合下固定，上皮边缘部位对齐缝合。

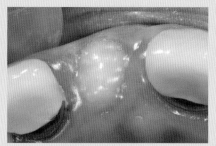

图2-1-4f　术后约8周的状态。可见移植瓣存活良好，移植瓣周围可见清晰的界限。

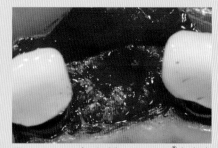

图2-1-4g　术后8周，Bio-Oss®尚未成骨。去除拔牙窝内全部Bio-Oss®，进行种植备洞。

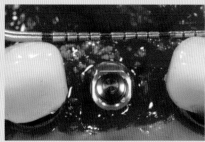

图2-1-4h　种植体［Laser-Lok Micro-channel（BioHorizons®）］植入后状态。植入位置距离两侧邻牙唇侧颈部连线的腭侧约2mm。

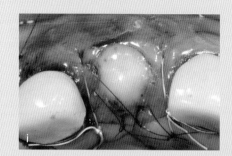
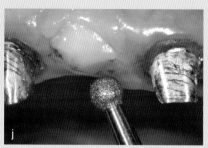

图2-1-4i 缝合状态的咬合面观。种植体上方牙龈的厚度良好。

图2-1-4j 二期手术，用金刚砂球钻磨除牙龈上皮，准备运用内翻卷技术。

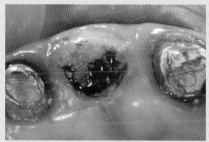
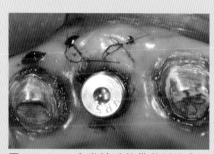
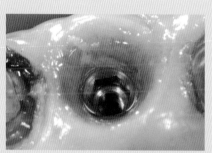

图2-1-4k 上皮去除后，形成带蒂瓣，运用内翻卷技术，向内卷转龈瓣。此术式可使牙龈增厚。

图2-1-4l 内卷转后的带蒂瓣缝合固定。

图2-1-4m 临时修复体进行种植袖口成形（Emergency profile）。

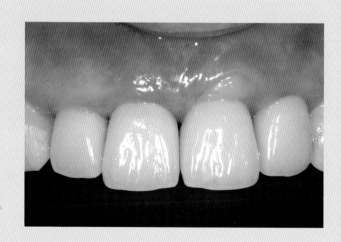

图2-1-4n 最终修复体戴入后6个月的唇面观。审美效果良好。唇侧的牙龈边界线约在1年内完全消失。

拔牙后即刻种植时的整形外科手术

Plastic Surgery Simultaneous with Immediate Implant Placement

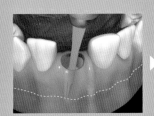 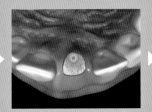 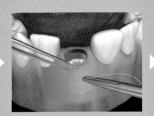 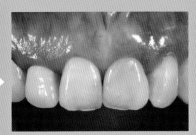

1. 拔牙后即刻种植

若预定种植的部位有残留牙存在，为保证治疗的安全性和拔牙后牙周组织形态变化的稳定性，推荐拔牙后4~8周后进行种植体植入[1-2]。另一方面，为了缩短治疗期限，减少外科手术的次数，很多病例会选择拔牙后即刻种植。

即刻种植时，必须考虑到周围组织的形态变化。术后常出现显著的组织退缩，导致明显的审美问题。特别是，上颌前牙区等审美区域，唇侧牙槽骨骨壁较薄，为单薄的束状骨供给营养的血管与牙根同时去除，唇侧骨会出现显著吸收。因此，为保证审美区域的即刻种植的成功，理解软组织的形态变化的可能性，手术技巧和微创术式，预见到术后软组织的退缩而并用结合组织移植的组织代偿增量是十分重要的。

2. 翻瓣技术（Open flap technique）

此为拔牙部位进行黏膜翻瓣，种植体植入和CTG并行的术式。因易于进行硬组织的增生和黏膜的处理，故此术式适用于唇侧骨缺损的病例。因为进行了翻瓣，组织瓣容易向冠方移动，术后组织瓣边缘的位置调整也容易实现。但是，进行纵向切开时，为减少瘢痕的形成，需要技艺精湛，而为获得优异的审美效果，技术难度也比较高。本书介绍的手术术式为信封状瓣冠向移动术（Envelope coronally advanced flap），不进行纵向切开，在牙颈部附近形成部分-全层瓣，在CTG的基础上，实现组织瓣冠向移动（图2-2-1，图2-2-4）。

成功的关键点

1. 翻瓣的设计、临时修复体的形态，对移植结合组织不要有过度的压力。
2. 手术完成时，软组织的边缘要固定在比预想设计的软组织边缘线更偏向冠方的位置。

信封状瓣冠向移动术

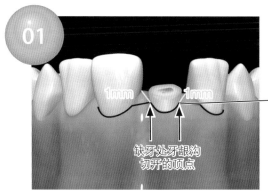

01

从邻牙的龈乳头开始，缺牙处牙龈以距离牙冠中央1mm的位置为顶点，沿龈缘切开。

图2-2-1a

要点

即刻种植时，牙冠中央部位牙龈至少有发生退缩1mm的风险。因此，为补偿此退缩，组织瓣要冠向移动，用悬吊缝合进行固定。

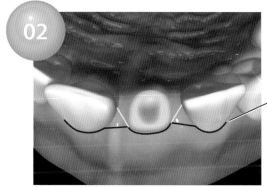

02

为了组织瓣的松弛可动性，邻牙的牙龈沟切开到从拔牙窝视角观察对侧的唇侧转角部位。

图2-2-1b

全层瓣与部分层瓣剥离

全层瓣剥离：切开至骨面，剥离骨黏膜，暴露骨面。部分层瓣剥离：上皮下结合组织和骨膜之间以手术刀切开，黏骨膜不做剥离。（参见《3D牙周美容手术图谱（天然牙篇）》，P16）

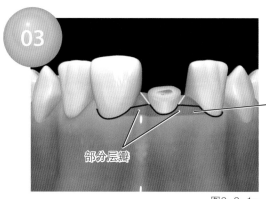

03

阴影部分的龈乳头做部分层瓣剥离，其根尖侧做全层瓣剥离。

部分层瓣

图2-2-1c

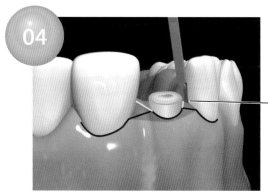

04

按照设计的切开线，谨慎地进行部分层瓣剥离，使用CK-2牙龈刀。

图2-2-1d

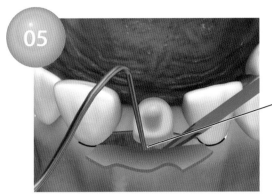

沿两侧邻牙唇侧转角连线切开至骨面。切开线的根尖侧做全层瓣剥离。

图2-2-1e

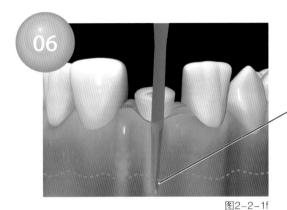

关键点

剥离到越过膜龈联合处。

图2-2-1f

循证证据

种植体周围软组织退缩的应对

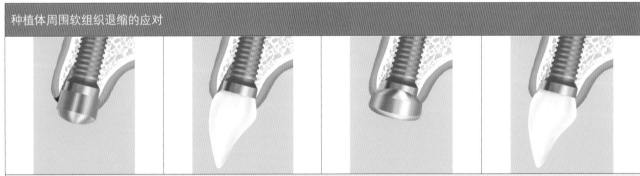

　　审美区域行拔牙即刻种植后，周围组织的形态变化对审美与治疗结果产生很大的影响。虽然是短期预后评价研究，Tarnow等在系列队列研究中报告，在种植体唇侧间隙内填充骨填料，植入后立即放入直径大的愈合基台或者临时修复体会对组织形态的退缩有抑制作用[1-2]。也有报告，在即刻种植后的间隙内填充骨填料基础上，延期修复组和即刻修复组的预后比较，虽然缺少有意差，平均3年期限，即刻修复组的软组织的红色美学值有高倾向[3]。

　　另一方面，有评价报告，即使进行了即刻修复，有11%的概率发生1mm以上的软组织退缩[4]，审美的风险不能忽略。（参考图引用自下方参考文献[1]、[2]、[5]）

[1] Tarnow DP, Chu SJ, Salama MA, Stappert CF, Salama H, Garber DA, Sarnachiaro GO, Sarnachiaro E, Gotta SL, Saito H. Flapless postextraction socket implant placement in the esthetic zone: part 1. The effect of bone grafting and/or provisional restoration on facial-palatal ridge dimensional change-a retrospective cohort study. Int J Periodontics Restorative Dent 2014; 34(3): 323-331.
[2] Chu SJ, Salama MA, Garber DA, Salama H, Sarnachiaro GO, Sarnachiaro E, Gotta SL, Reynolds MA, Saito H, Tarnow DP. Flapless Postextraction Socket Implant Placement, Part 2: The Effects of Bone Grafting and Provisional Restoration on Peri-implant Soft Tissue Height and Thickness- A Retrospective Study. Int J Periodontics Restorative Dent 2015; 35(6): 803-809.
[3] Arora H, Ivanovski S. Clinical and aesthetic outcomes of immediately placed single-tooth implants with immediate vs. delayed restoration in the anterior maxilla: A retrospective cohort study. Clin Oral Implants Res 2018; 29(3): 346-352.
[4] Khzam N, Arora H, Kim P, Fisher A, Mattheos N, Ivanovski S. Systematic Review of Soft Tissue Alterations and Esthetic Outcomes Following Immediate Implant Placement and Restoration of Single Implants in the Anterior Maxilla. J Periodontol 2015; 86(12): 1321-1330.
[5] 船登彰芳，石川知弘．連載 4-D コンセプトインプラントセラピー：その検証と進化 第 2 回　審美領域における歯槽堤保存の進化：Prosthetic socket sealing と PET(partial extraction therapy)の応用．the Quintessence 2017; 36(8): 126-148.

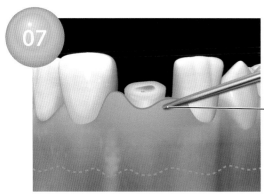

07

关键点

为确保黏膜瓣1mm的冠向移动的可能性，必要时可进行减张切开。

图2-2-1g

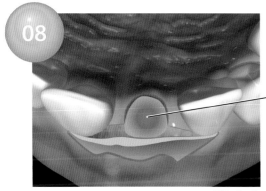

08

谨慎地拔牙，做拔牙窝内的搔刮。注意不要造成唇侧纤薄的束状骨的破损。

图2-2-1h

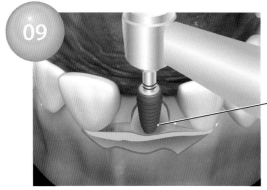

09

种植体偏拔牙窝内的腭侧植入，植入后，唇侧存在水平向骨缺损（Horizontal defect dimension，HDD）。

图2-2-1i

✄ 要点

植入深度至关重要。与延期种植比较，因为拔牙窝内的骨壁存在斜面，即刻种植在三维方向上，寻找合适的植入位置难度较大。

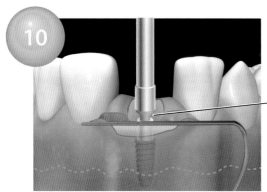

10

植入深度：种植体的颈部平台位于釉牙骨质界（Cement enamel junction，CEJ）下方3mm处。

图2-2-1j

45

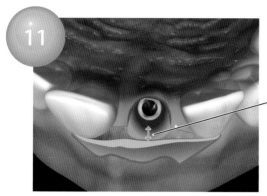

11

HDD若有2mm以上间隙存在，要在间隙内填充骨填料。

图2-2-1k

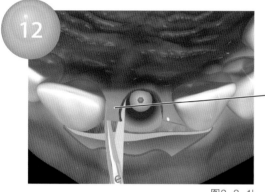

12

为避免软组织和骨填料误入种植体内部，一度装上封闭螺丝或愈合基台。近远中龈乳头的唇侧上皮组织用微型剪刀切除。注意要使唇侧冠向移动的组织瓣能覆盖并相匹配。

图2-2-1l

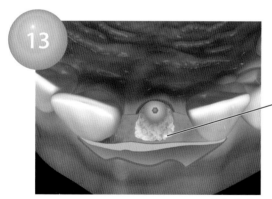

13

唇侧的拔牙窝壁与种植体之间的间隙用骨填料填充。

图2-2-1m

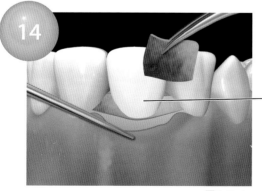

14

预先制备好的临时修复体在植体上戴入。

图2-2-1n

✖HDD

水平向骨缺损距离

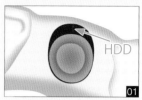

01

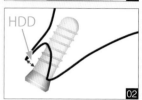

02

拔牙后即刻种植时种植体与唇（颊）侧骨内壁之间骨缺损的距离。有观点认为，低于2mm，可以不填充骨填料。

✖要点

考虑缝合后，愈合过程中移植瓣上的压力释放目的，临时修复体唇侧颈部形成冠下缩窄形态（Under contour）。

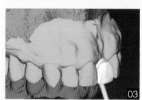

03

数字化导板引导手术（Guided surgery）在设计时，可以术前设计好临时修复体外形并预先制作好。

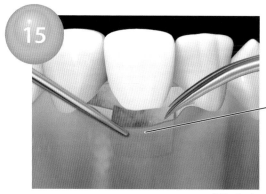

结合组织移植瓣放入剥离开的黏膜瓣内，确认无张力被覆盖。考虑到术后边缘龈的退缩，移植瓣的冠方断端要放在预想的CEJ的冠方侧1mm位置。

图2-2-1o

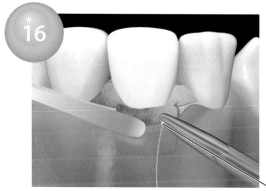

图2-2-1p

使用悬吊缝合固定移植瓣，移植瓣与受区组织要紧密贴合，无活动度。使用可吸收缝线。

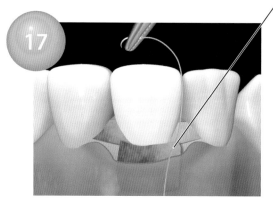

图2-2-1q

悬吊缝合

只在牙唇侧组织瓣缝合时使用，将组织瓣冠向悬吊，并与牙颈部紧密贴合。（参见《3D牙周美容手术图谱（天然牙篇）》，P36）

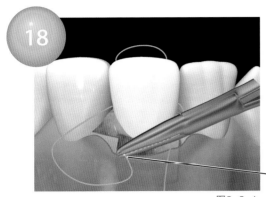

图2-2-1r

用可吸收缝线，悬吊缝合固定结合组织移植瓣在临时修复体唇侧。
也可以固定在牙间龈乳头的部分层剥离部位。

▷ 要点
确保结合组织瓣固定牢固，稳定不可移动十分重要。

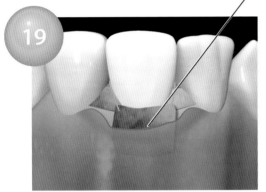

图2-2-1s

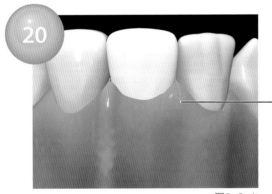

图2-2-1t

覆盖的黏膜瓣同样以悬吊缝合牵引冠向移动，并固定。

3. 不翻瓣技术（Flapless technique）

植入部位周围形成信封状瓣，并进行CTG的术式。信封状瓣的形成难度较高，因为没有进行纵向切开，会有良好的审美效果。唇侧闭合瓣的形成要潜行剥离越过MGJ（膜龈联合处），所以一定程度的冠向移动也是可能的（图2-2-2，图2-2-5）。

不翻瓣技术

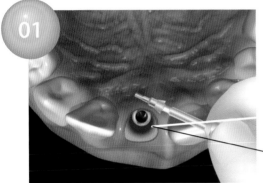

为防止骨填料误入种植体内部，在种植体内装入封闭螺丝。

图2-2-2a

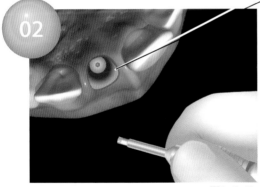

图2-2-2b

关键点

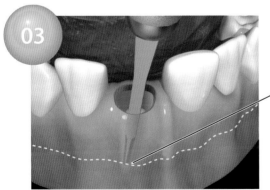

使用CK-2牙龈刀或艾伦刀，在唇侧结合组织内分离形成信封状瓣，等待上皮下结合组织的移植。刀的尖端越过MGJ处停止，形成部分层瓣。

图2-2-2c

⋈要点

CK-2牙龈刀刃外反，骨的唇面朝向刃的背面，沿着拔牙窝边缘进行剥离，注意不要穿孔。

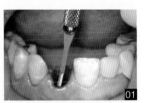

CK-2牙龈刀刃外反，切开拔牙窝边缘。

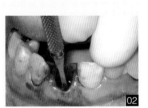

剥离到MGJ附近，CK-2牙龈刀刃内反，沿着骨面剥离。

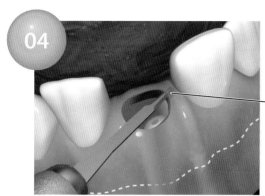

04

关键点

拔牙窝近远中龈乳头下部，和两颗邻牙的唇侧皆用CK-2牙龈刀或艾伦刀锐性分离。

图2-2-2d

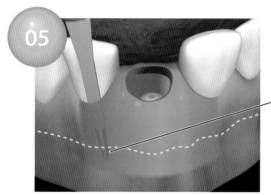

05

关键点

邻牙的唇侧分离也停止在越过MGJ。龈乳头下部用艾伦刀把龈乳头向上从骨面剥离。

图2-2-2e

⚑龈乳头下部切开的目的

信封状瓣内放置移植瓣时不要有过多压力，这点十分重要。因此，为确保组织瓣的松弛可动性，而进行龈乳头下部切开。

循证证据

种植体周围软组织退缩的应对

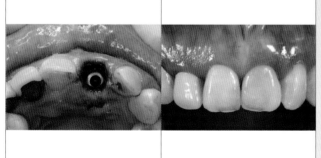

即刻种植治疗，即使在骨间隙内填充骨填料和进行即刻修复，骨水平特别是种植体颈肩水平的骨吸收仍然存在[1]。此骨吸收与唇侧边缘龈的退缩有关联，边缘龈的退缩在术后1年仍然继续发生。

另一方面，牙龈生物型厚龈型中，与薄龈型比较，牙龈的退缩较少[2]。这个证据证明通过CTG改变牙龈的生物型可提高边缘龈的稳定性。事实上，多个关于CTG的有效性的随机对照试验，证明CTG可以抑制术后1年边缘龈的退缩[3-4]。因此，即刻种植时，基于审美风险的考量，积极地采用CTG是必须要考虑的。

[1] Roe P, Kan JY, Rungcharassaeng K, Caruso JM, Zimmerman G, Mesquida J. Horizontal and vertical dimensional changes of peri-implant facial bone following immediate placement and provisionalization of maxillary anterior single implants: a 1-year cone beam computed tomography study. Int J Oral Maxillofac Implants 2012; 27(2): 393-400.

[2] Kan JY, Rungcharassaeng K, Morimoto T, Lozada J. Facial gingival tissue stability after connective tissue graft with single immediate tooth replacement in the esthetic zone: consecutive case report. J Oral Maxillofac Surg 2009; 67(11 Suppl): 40-48.

[3] Yoshino S, Kan JY, Rungcharassaeng K, Roe P, Lozada JL. Effects of connective tissue grafting on the facial gingival level following single immediate implant placement and provisionalization in the esthetic zone: a 1-year randomized controlled prospective study. Int J Oral Maxillofac Implants 2014; 29(2): 432-440.

[4] van Nimwegen WG, Raghoebar GM, Zuiderveld EG, Jung RE, Meijer HJA, Mühlemann S. Immediate placement and provisionalization of implants in the aesthetic zone with or without a connective tissue graft: A 1-year randomized controlled trial and volumetric study. Clin Oral Implants Res 2018. doi: 10.1111/clr.13258. [Epub ahead of print]

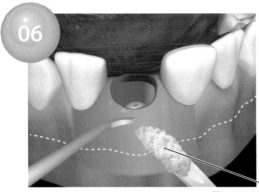

图2-2-2f

偏腭侧植入的种植体和拔牙窝唇侧骨壁之间的间隙内，填充骨填料。

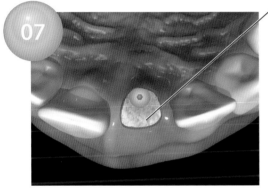

图2-2-2g

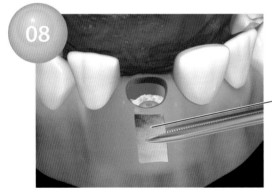

图2-2-2h

调试从腭侧采取的移植瓣的大小，确定放置部位。

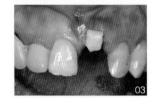

调试移植瓣位置。

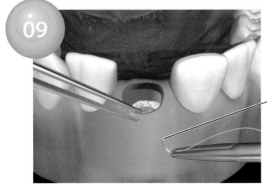

图2-2-2i

在确定好的位置进行位点缝合。在此位置的根尖侧进针。

✖位点缝合

位点缝合是把移植瓣牵引入信封状瓣内并固定的缝合术。如果移植瓣较大，应增加缝合点，使移植瓣牢固固定。

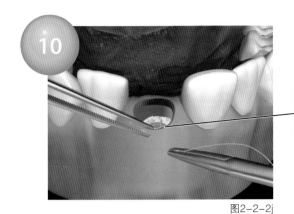

穿通唇侧黏膜瓣向牙冠方向运针，并从拔牙窝穿出。

图2-2-2j

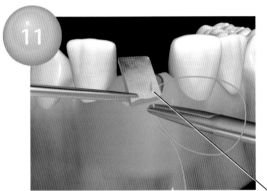

图2-2-2k

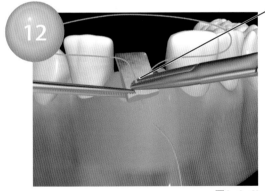

观察移植瓣的放置位置，自移植瓣的适当位置进针。

图2-2-2l

移植瓣的穿刺

移植瓣上单针穿刺，牵引入组织瓣内可能会造成撕裂，双针穿刺，牵引力不集中在一点，牵引时不易撕裂组织瓣。

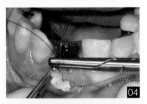

04

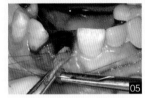

05

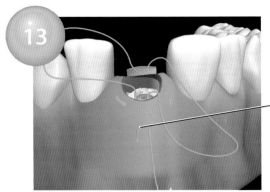

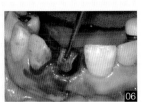

然后，从冠侧向信封状瓣内侧进针，在最初的进针点的侧方2mm处，穿出唇侧。

图2-2-2m

剥离充分的情况下，移植瓣很容易牵引入信封状瓣内，阻力大的时候，确认剥离状态，必要时扩大剥离范围。

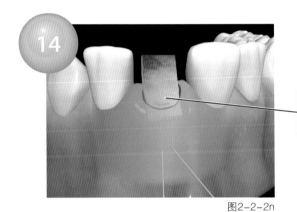

牵引缝线，将移植瓣牵引入信封状瓣内。

图2-2-2n

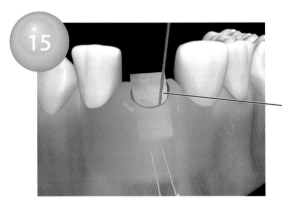

切勿过度牵引，可用牙周探针辅助插入。

图2-2-2o

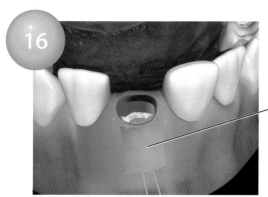

16

唇侧信封状瓣内，在正确位置放置的移植瓣。

图2-2-2p

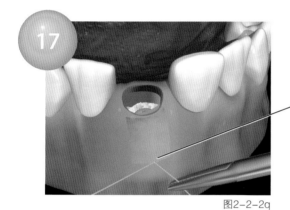

17

位置确认正确后，缝线在唇侧结扎。

图2-2-2q

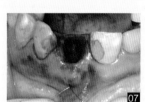

07

移植瓣的固定位置确认合适后，追加位点缝合。

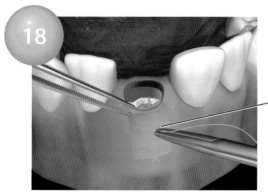

18

防止信封状瓣内的移植瓣移动，在最初缝合的冠方追加位点缝合。
黏膜外进针，穿过移植瓣，再从信封状瓣内向黏膜外穿出。

图2-2-2r

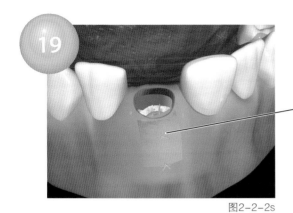

追加的位点缝合。

图2-2-2s

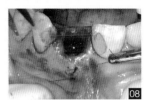
追加的位点缝合稳定地固定移植瓣。

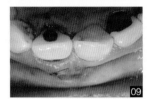
超出对侧同名牙1.5mm程度的软组织覆盖形态。

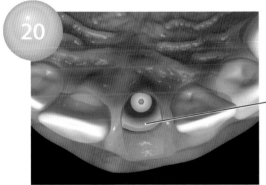
缝合完成后，种植体和唇侧骨壁的间隙内填充骨填料。

图2-2-2t

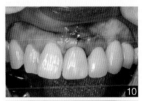

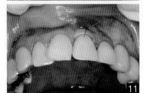
移植瓣放置好，临时修复体戴入。软组织的形态比对侧同名牙更加丰满。（照片由增田英人提供）

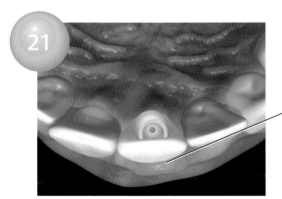
临时修复体戴入后的咬合面观。必须与对侧同名牙有同等程度以上的软组织覆盖形态。

图2-2-2u

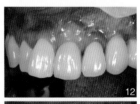

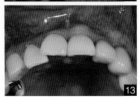
修复完成1年后，软组织的形态维持良好。（照片由增田英人提供）

4. 嵌位间移植术（Onlay inter positional graft）

拔牙后即刻种植治疗，无论初期稳定性是否获得，软组织的不足导致拔牙窝封闭困难是必须要应对的问题。审美区域种植术后因硬组织吸收而导致的审美缺陷如何避免和补偿也是一个课题。如果获得良好的初期稳定性，可利用即刻临时修复体封闭拔牙窝。初期稳定性不良的情况下，只能选择2次法术式，或者其他必要的方法来封闭拔牙窝。对黏膜进行剥离，减张切开，冠向移动伸展可以封闭拔牙窝，但此方法易引发伤口的裂开、角化龈丧失和前庭沟变浅等并发症。对解决这个问题，应用结合组织移植的牙槽嵴保存术是有效的。特别是前章介绍的上皮-上皮下结合组织移植技术（如嵌位间移植术），不仅可以提高封闭拔牙窝时移植瓣的存活率，同时可以增大唇侧的软组织量。进而，二期手术时，种植体上方的软组织应用内翻卷技术，可增加唇侧的软组织厚度（图2-2-3，图2-2-6）。

嵌位间移植术（Stimmelmayr technique，Onlay inter positional graft）

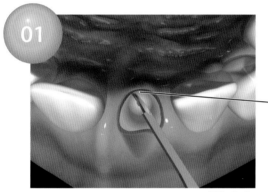

用CK-2牙龈刀在拔牙窝的唇侧和腭侧黏膜剥离形成部分层瓣。注意要使黏膜瓣有充分的松弛可动度。

图2-2-3a

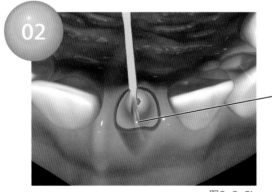

关键点

用CK-2牙龈刀在拔牙窝的唇侧和腭侧黏膜形成信封状部分层瓣，使黏膜瓣有充分的松弛可动度。要注意不要造成穿孔，把CK-2牙龈刀弯曲使用。

图2-2-3b

▶信封状瓣技术
从上皮下结合组织插入，扇形锐性分离越过MGJ，不做纵向切开的闭合瓣技术。

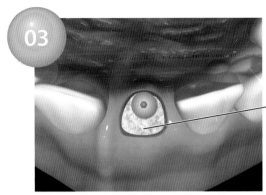

唇侧的拔牙窝骨壁与种植体之间的间隙填充骨填料。

图2-2-3c

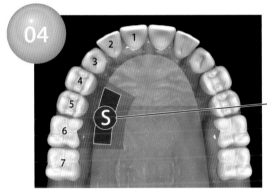

上皮–上皮下结合组织瓣的采取部位。移植瓣在放置的时候，从图中蓝色区域（Glandular zone）采取的脂肪含量少、胶原含量多的上皮下结合组织放置在唇侧，从图中黄色区域（Fatty zone）采取的脂肪含量多的上皮下结合组织放置在腭侧。

图2-2-3d

循证证据

种植同期和延期进行CTG没有差异性

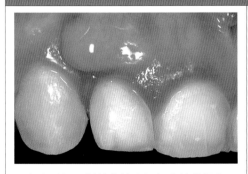

过度成形的上颌结节结合组织移植的部位。
（引用自参考文献[3]）

软组织移植对种植体周围软组织的形态恢复和维持有效被大量报告。软组织移植的介入时机，可与种植同期进行或可与种植分期进行[1]。META分析的结果，软组织移植的时机对结果的影响无有意差，但对角化龈宽度和软组织厚度有意义。但是，此论文所讨论的包含种植体植入的时机（拔牙时即刻种植、延期种植）、手术部位、组织瓣的设计等多种问题，在理解上要加强注意。

结合组织的采取主要选择腭侧黏膜或上颌结节部位。两个部位采取的结合组织瓣对移植后种植体周围软组织的影响比较，对组织量的增大没有明显差异，对种植体周围的角化龈宽度的增大也无有意差。PES值也无有意差，但腭侧采取的结合组织的分值有较高倾向[2]。从审美的观点看，上颌结节采取的结合组织导致软组织的过度成形也有报告[3]。笔者认为，审美区域首选腭侧黏膜采取的结合组织。

[1] Lin CY, Chen Z, Pan WL, Wang HL. Impact of timing on soft tissue augmentation during implant treatment: A systematic review and meta-analysis. Clin Oral Implants Res 2018; 29(5): 508-521.
[2] Rojo E, Stroppa G, Sanz-Martin I, Gonzalez-Martín O, Alemany AS, Nart J. Soft tissue volume gain around dental implants using autogenous subepithelial connective tissue grafts harvested from the lateral palate or tuberosity area. A randomized controlled clinical study. J Clin Periodontol. 2018; 45(4): 495-503.
[3] Dellavia C, Ricci G, Pettinari L, Allievi C, Grizzi F, Gagliano N. Human palatal and tuberosity mucosa as donor sites for ridge augmentation. Int J Periodontics Restorative Dent 2014; 34(2): 179-186.

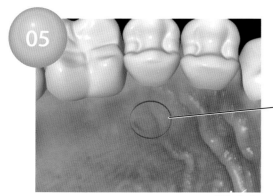

05

用与拔牙窝直径相同的牙龈环切刀，在第二前磨牙的腭侧黏膜环切，深度约1mm。

图2-2-3e

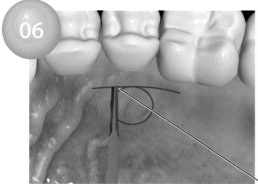

06

图2-2-3f

随后，牙龈刀沿周围切开，采取上皮-上皮下结合组织移植瓣。

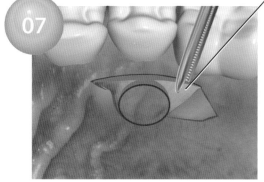

07

图2-2-3g

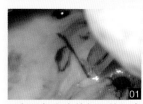

01

牙龈环切和直线切开的深度相同。

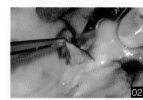

02

因为移植瓣的形态较为复杂，要注意切开线的深度。采取移植瓣后，因供区缺损部分上皮，用保护性材料覆盖创面是必要的。

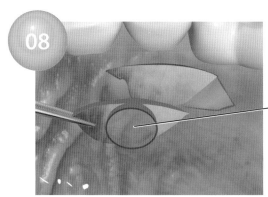

采取的上皮-上皮下结合组织移植瓣。

图2-2-3h

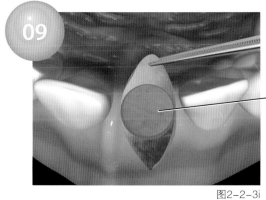

采取的移植瓣和拔牙窝进行比对。

图2-2-3i

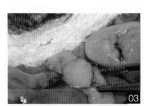

移植瓣进行比对，要和信封状瓣剥离的大小适合。

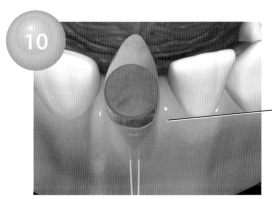

从黏膜的根尖侧进针，穿过移植瓣的结合组织部位再从根尖侧刺出黏膜，从唇侧牵引缝线，将移植瓣引入信封状瓣内部。

图2-2-3j

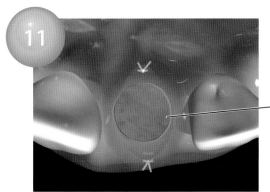

11

腭侧用同样方法，移植瓣牵引入信封状瓣内。使用镊子将移植瓣压入，唇侧和腭侧用位点缝合固定。

图2-2-3k

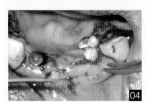

脂肪和腺体组织少的高质量结合组织放置在唇侧。

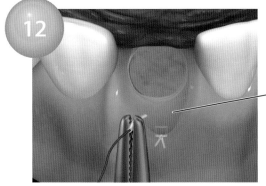

12

位点缝合的近牙冠侧追加交叉缝合，将黏膜瓣向上悬吊的同时从上方固定移植瓣。自唇侧近中进针，唇侧远中穿出。

图2-2-3l

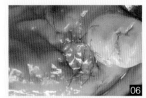

紧密缝合可以提高存活率。交互缝合可保持一定的张力。

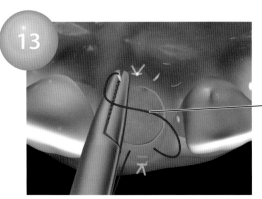

13

缝线斜向腭侧交叉，自腭侧近中进针，远中腭侧穿出，腭侧与唇侧用同样方法，位于位点缝合的冠方。

图2-2-3m

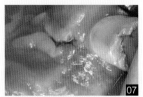

1周后的状态。

2周后的状态。

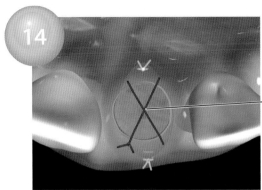

联合使用位点缝合和交叉缝合，将移植瓣牢固固定在拔牙窝上，这关系着移植瓣的良好存活生长。

图2-2-3n

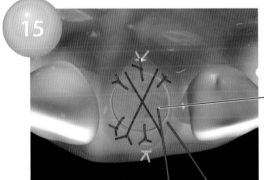

从移植瓣的上皮部分进针，用单纯缝合可更加稳定地固定移植瓣。缝合时，注意血供的保证，避开龈乳头。以单纯缝合分别在唇侧和腭侧的近中、中央、远中的6个部位进行。

图2-2-3o

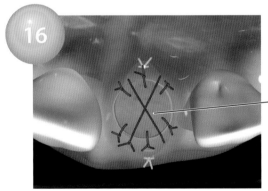

位点缝合、交叉缝合和单纯缝合的组合，使移植瓣稳定地固定在拔牙窝内，通过这些处理，即使拔牙窝边缘部位血供较少，移植瓣也能获得良好生长。

图2-2-3p

参考文献

[1] Buser D, Chappuis V, Belser UC, Chen S. Implant placement post extraction in esthetic single tooth sites: when immediate, when early, when late? Periodontol 2000 2017; 73(1): 84-102.

[2] Chen ST, Beagle J, Jensen SS, Chiapasco M, Darby I. Consensus statements and recommended clinical procedures regarding surgical techniques. Int J Oral Maxillofac Implants 2009; 24 Suppl: 272-278.

翻瓣技术

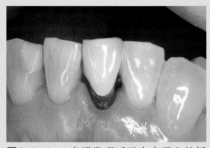

图2-2-4a　患牙发现近远中水平向的折裂线。

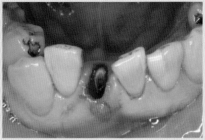

图2-2-4b　去除折裂部分牙冠，唇侧折裂线位于龈下。

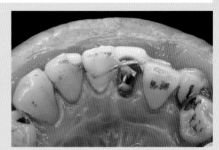

图2-2-4c　出于恢复唇侧骨壁和龈乳头的目的，用矫正的方法牵引出患牙根。

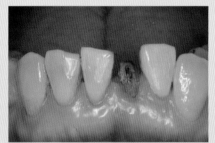

图2-2-4d　龈缘和龈乳头均向切缘方向移动。

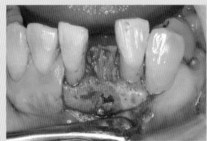

图2-2-4e　拔牙后，唇侧和邻面的骨向切缘方向增高，唇侧有开窗样缺损。

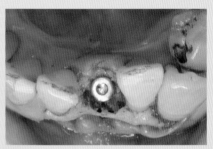

图2-2-4f　种植体植入位置。唇侧骨壁与种植体间有2mm的间隙。

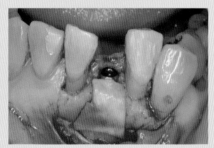

图2-2-4g　间隙和穿孔处填充DBBM，覆盖可吸收性生物膜。

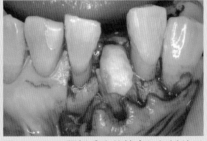

图2-2-4h　腭侧采取的结合组织瓣放置在生物膜之上。

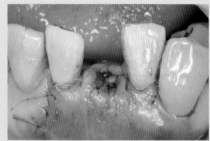

图2-2-4i　黏膜瓣进行减张切开，缝合时同时穿刺缝合固定移植瓣。

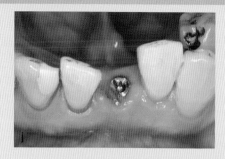
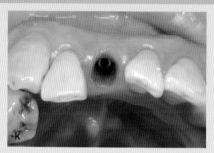

图2-2-4j 4个月后，虽然愈合基台露出了，唇侧的丰满度维持良好。

图2-2-4k 修复体戴入时的咬合面观。牙龈的丰满度得到维持。

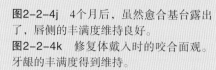

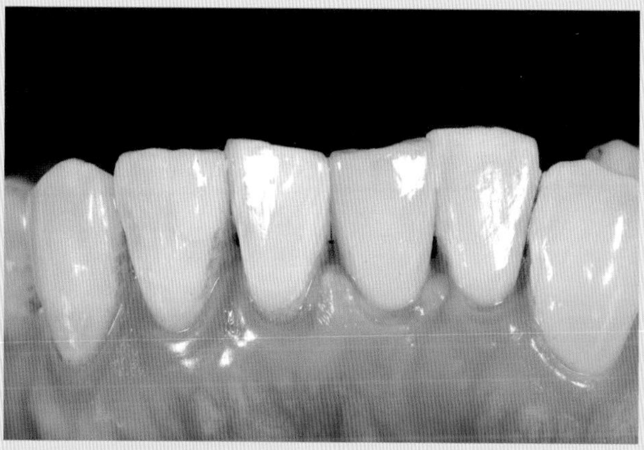

图2-2-4l 修复体戴入时，龈乳头的高度得到维持，龈缘的高度与邻牙相协调。

不翻瓣技术

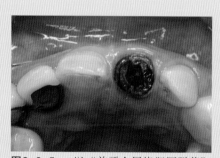
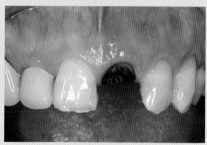
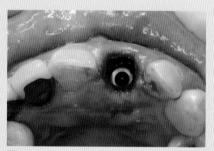

图2-2-5a 以"前牙金属烤塑冠脱落"为主诉来院，确认唇舌向根折。

图2-2-5b 未发现牙龈的退缩或龈乳头的丧失。

图2-2-5c 不翻瓣，在拔牙窝内偏腭侧植入种植体，唇侧骨有少量吸收，HDD有2mm。

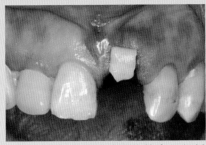

图2-2-5d 腭侧采取的结合组织瓣（Stimmelmayr瓣），与拔牙窝进行比对。

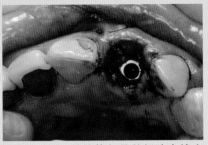

图2-2-5e 种植体与骨的间隙内填充DBBM，信封状瓣内塞入结合组织移植瓣并固定。

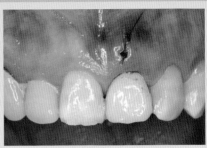

图2-2-5f 戴入提前制作好的即刻修复体。

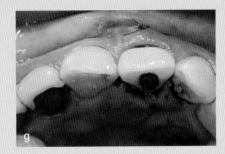

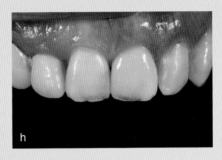

图2-2-5g 与对侧同名牙的11相比，可见更加丰满的牙龈唇侧外形。

图2-2-5h 最终修复体戴入时的唇面观。

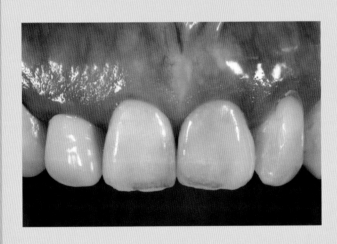

图2-2-5i 修复体戴入1年后的唇面观。牙龈的丰满度和龈缘与邻牙的形态相协调。

嵌位间移植术

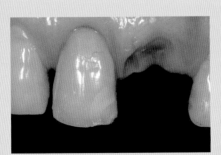

图2-2-6a 种植体植入前的唇面观。牙冠于牙根处折断脱落，无急性炎症表现。

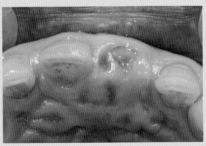

图2-2-6b 种植体植入前的咬合面观。折断的根面被腭侧增生的牙龈部分覆盖。

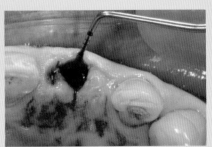

图2-2-6c 谨慎地拔除残根，保护唇侧牙槽骨和软组织。牙周探针探诊及观察唇侧牙槽骨的保存状态同CT诊断相同。

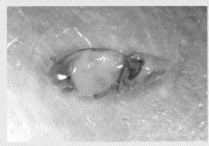

图2-2-6d 从腭侧采取的上皮-上皮下结合组织移植瓣。

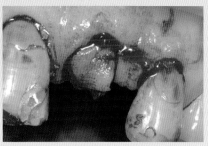

图2-2-6e 应用信封状瓣技术，在拔牙窝的唇侧植入上皮-上皮下结合组织瓣。

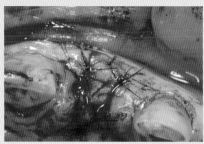

图2-2-6f 拔牙后不翻瓣即刻种植，移植上皮-上皮下结合组织来封闭拔牙窝。

图2-2-6g 1周后，移植瓣开始纤维化，存活的状态得到确认。

图2-2-6h 拆线后的状态。

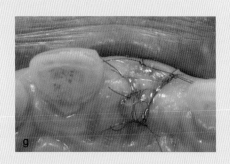

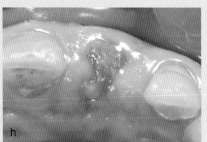

图2-2-6i 二期手术时的状态。硬软组织保存状态得到确认。

图2-2-6j 龈组织瓣内翻卷后，为了软组织的厚度和外形的塑形，装入细长的愈合基台。

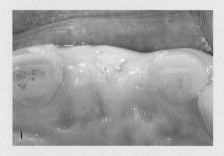

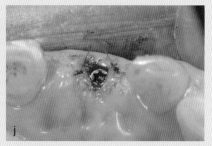

图2-2-6k 最终修复体戴入后的唇面观。不翻瓣即刻种植时，在唇侧移植软组织和封闭拔牙窝，可预防将来的牙龈退缩和审美形态的变化。

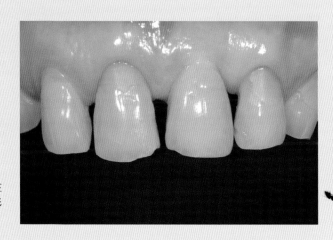

第3节 种植体植入时的整形外科手术
Plastic Surgery at Implant Placement

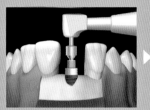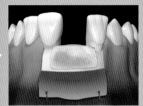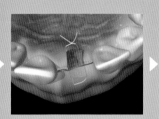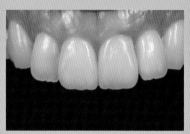

1. 种植体植入时必需的唇侧骨宽度

审美区域的种植治疗，审美性的获得和维持，要求种植体唇侧有2mm以上的硬组织[1]。然而，种植体植入时，唇侧保有2mm以上骨宽度的病例却很稀少，大多情况下，需要进行硬组织水平向增量术。

2. 拔牙后牙槽嵴吸收的特征

亚洲人的审美区域的唇侧骨板厚度平均值约1.0mm[2]。唇侧骨板大部分由束状骨构成，由来自牙周膜的血管营养得以维持，当牙根拔除后，营养丢失而发生吸收。

因此，在审美区域拔牙，唇侧骨大部分会吸收[3]。水平向和垂直向均有骨吸收，形成唇侧裂开状缺损的情况也很多。

3. 唇侧裂开状骨缺损（水平向和垂直向骨缺损）的处理

种植体唇侧的裂开状骨缺损如果不超过牙槽窝1/3的程度（图2-3-1，Class 0 ~ Class Ⅱ范围），Buser等[4]提倡进行轮廓增大技术（Contour augmentation technique，自体骨+吸收速度慢的骨填料+可吸收性生物膜）。此方法因为使用可吸收性生物膜，创面裂开的概率低，能获得长期的体积稳定[5]。

此术式[6]使用可吸收性生物膜，主要以水平向硬组织增量为目的。另一方面，垂直向硬组织增量有必要使用非吸收性生物膜，但会导致创面的裂开率增高，因此需要更加复杂的术式。

成功的关键点

1. 牙槽嵴顶的缝合要张力松弛，因此要充分地进行组织瓣减张切开和水平褥式缝合（Holding suture）。
2. 水平褥式缝合后放置CTG，缝合的压力就不易加在移植瓣上，垂直向的增量易于获得。
3. CTG的尺寸不宜过大，修整至必要的最小限度即可。
4. 为保证创面不裂开，水平褥式缝合应在2~3周后拆线。

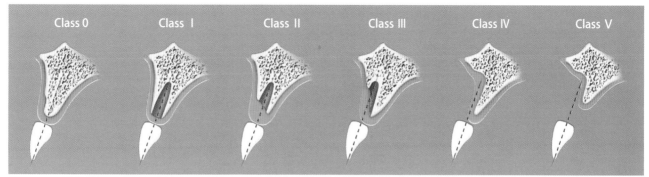

图2-3-1 牙槽嵴缺损形态分类（Hämmerle和Jung分类）。（一般社団法人日本インプラント臨床研究会（編）．インプラントのための重要12キーワード・ベスト240 論文 世界のインパクトファクターを決めるトムソン・ロイター社が選出．東京：クインテッセンス出版，2014；133．より引用）

由此，我们认为，轮廓增大术以水平向和硬组织增量为主要目的，而为建立与邻牙协调、符合审美需求的颈缘线则必须行垂直向牙槽嵴骨增量术，为降低创面裂开的概率，应考虑在种植植入时，同时使用软组织移植术（上皮下结合组织）、硬组织增量术（图2-3-2，图2-3-3）。

种植体植入时的整形外科手术

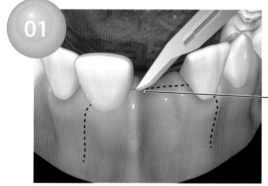

考虑到后期的减张切开，牙槽嵴顶切开线略偏向唇侧位置。

图2-3-2a

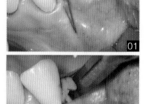

纵向切开黏膜正确方法的要点是，用牵引钩以一定张力牵拉黏膜，同时进行切开。

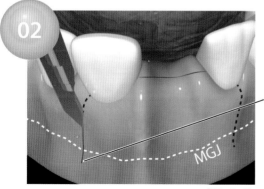

为了获得充分的减张，在邻牙远中纵向切开。纵向切开停止在略超过膜龈联合处。

图2-3-2b

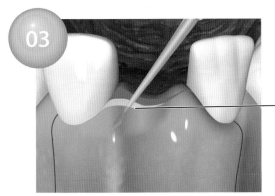

使用微型剥离子（Igluhard）进行全层剥离黏骨膜瓣。

图2-3-2c

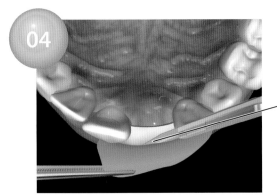

关键点

更换新的15C号刀片切开骨膜进行减张。

图2-3-2d

⋈要点

骨膜的减张切开，要保证锐性分离开骨膜表层0.5mm左右，所以必须更换新的刀片。

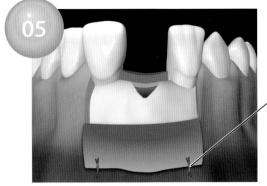

为使视野开阔清晰，把黏膜瓣上翻，用4-0缝线固定。

图2-3-2e

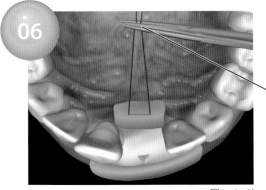

腭侧的黏膜瓣同样用缝线牵引，用蚊式血管钳翻转。缝合进针方向由内而外，再由外而内。

图2-3-2f

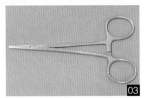

蚊式血管钳。

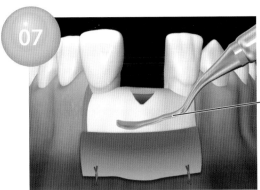

07

用刮骨器（Bone scraper）完全刮除骨面的软组织，这可以促进自体骨或骨填料在受植床的存活生长。

图2-3-2g

关键点

骨面的搔刮

黏膜瓣全层剥离，骨面仍会残留软组织。完全去除残留的软组织，是硬组织增量术成功的要点。

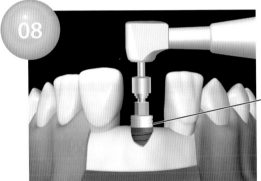

08

种植体在适当的位置植入。

图2-3-2h

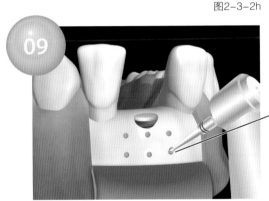

09

用小球钻在皮质骨钻孔，去骨皮质化。

图2-3-2i

去骨皮质化（Decortication）

小球钻穿孔皮质骨，使血液从松质骨流出，增加骨填料的血供，促进骨生成。

循证证据

牙槽骨增量术并发症的发生率（水平向/垂直向增量术的比较）

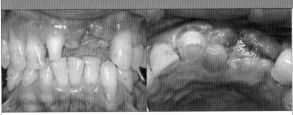

垂直向增量术后钛膜的暴露

　　为保证在三维方向上合适的植入位置，骨增量术是必要的。第四次ITI学术交流会[1]关于骨增量的共识认为水平向骨增量中骨填料暴露的并发症发生率为12.2%，垂直向骨增量为18.8%。特别指出的是，增量大的时候使用较多的自体骨块移植的并发症发生率：水平向骨增量发生率3.8%，垂直向骨增量为29.8%，有显著性差异。Cochrane系统性评价也证明垂直向增量术出现并发症概率更高[2]。

[1] Jensen SS, Terheyden H. Bone augmentation procedures in localized defects in the alveolar ridge: clinical results with different bone grafts and bone-substitute materials. Int J Oral Maxillofac Implants 2009;24 Suppl:218-236.

[2] Esposito M, Grusovin MG, Felice P, Karatzopoulos G, Worthington HV, Coulthard P. The efficacy of horizontal and vertical bone augmentation procedures for dental implants - a Cochrane systematic review. Eur J Oral Implantol 2009;2(3):167-184.

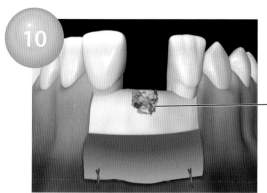

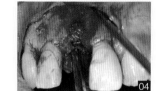

种植体暴露的部分用自体骨覆盖。

自体骨的放置。

图2-3-2j

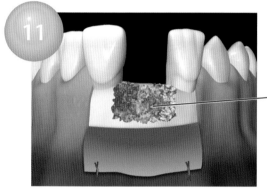

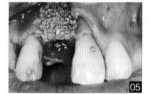

自体骨的上方覆盖吸收速度慢的人工骨填料（Bio-Oss®）。

人工骨填料的放置。

图2-3-2k

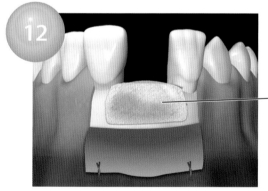

在骨填料上方覆盖可吸收性胶原膜（Bio-Gide®）。

图2-3-2l

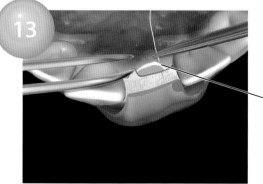

关键点

使用GORE-TEX®缝合线（CV-5）进行水平褥式缝合。

▶◀水平褥式缝合

水平褥式缝合可以拉拢软组织面，并可使组织瓣与骨面和根面贴合。可以在较大范围内减少缝合次数，缩短操作时间。（参见《3D牙周美容手术图谱（天然牙篇）》，P26）

图2-3-2m

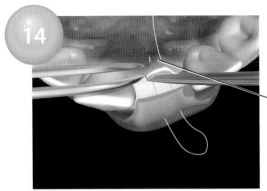

如果缝线结放置在唇侧，术后的肿胀会导致线结被埋没，因此一定在腭侧打结。

图2-3-2n

关键点

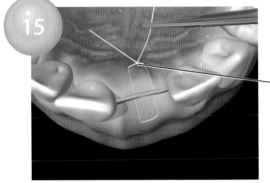

与普通的缝合要求不同，打结时要牵张打结［1×1×1；参见《3D牙周美容手术图谱（天然牙篇）》，P21］。第一重结可能松弛，第二重结扎时牵引两端的缝线，直至锁紧，第二重结可以将组织瓣牵引至固定位置固定。最后，防止结的松开追加第三重结。

图2-3-2o

❯❮要点

此水平褥式缝合可在牙槽嵴顶部实现无张力的创缘关闭。

关键点

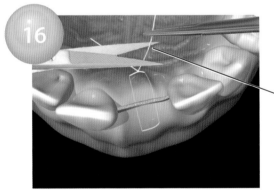

线结的线头长度保留1cm。为避免创口裂开，水平褥式缝合的拆线应在2~3周后进行。

图2-3-2p

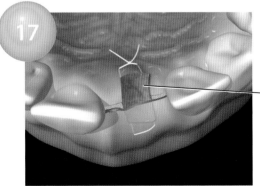

从腭侧采取的移植瓣放置在黏膜瓣内可吸收性膜的上方。此操作即为软组织垂直向增量。

图2-3-2q

❯❮要点

为避免伤口裂开，移植瓣的尺寸避免过大。

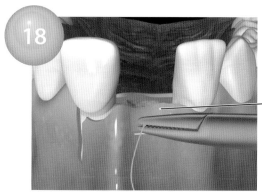

牙槽嵴顶部使用5-0或者6-0的单丝线（Monofilament）缝合。

图2-3-2r

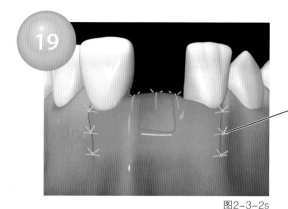

纵向切开的部分进行单纯缝合。

图2-3-2s

◢要点

缝合时不要用力过大，否则会导致黏膜瓣出现皱褶。

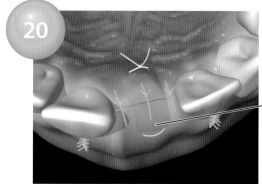

创面紧密无张力缝合关闭。

图2-3-2t

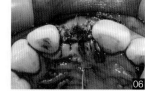

缝合结束时的状态。

参考文献

[1] Grunder U, Gracis S, Capelli M. Influence of the 3-D bone-to-implant relationship on esthetics. Int J Periodontics Restorative Dent 2005; 25(2): 113-119.

[2] Chen SH, Chan HL, Lu Y, Ong SH, Wang HL, Ko EH, Chang PC. A Semi-automatic Algorithm for Preliminary Assessment of Labial Gingiva and Alveolar Bone Thickness of Maxillary Anterior Teeth. Int J Oral Maxillofac Implants 2017; 32(6): 1273-1280.

[3] Tan WL, Wong TL, Wong MC, Lang NP. A systematic review of post-extractional alveolar hard and soft tissue dimensional changes in humans. Clin Oral Implants Res 2012; 23 Suppl 5: 1-21.

[4] Buser D, Chen ST, Weber HP, Belser UC. Early implant placement following single-tooth extraction in the esthetic zone: biologic rationale and surgical procedures. Int J Periodontics Restorative Dent 2008; 28(5): 441-451.

[5] Buser D, Chappuis V, Bornstein MM, Wittneben JG, Frei M, Belser UC. Long-term stability of contour augmentation with early implant placement following single tooth extraction in the esthetic zone: a prospective, cross-sectional study in 41 patients with a 5- to 9-year follow-up. J Periodontol 2013; 84(11): 1517-1527.

[6] Merli M, Migani M, Esposito M. Vertical ridge augmentation with autogenous bone grafts: resorbable barriers supported by ostheosynthesis plates versus titanium-reinforced barriers. A preliminary report of a blinded, randomized controlled clinical trial. Int J Oral Maxillofac Implants 2007; 22(3): 373-382.

种植体植入时的牙周手术

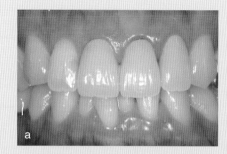
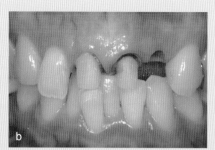

图2-3-3a 术前正面观。
图2-3-3b 22拔牙后正面观。

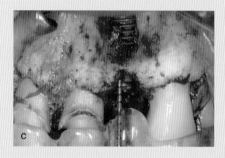
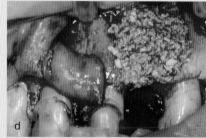
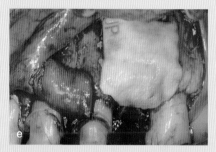

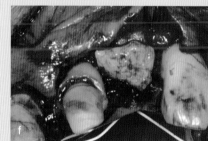
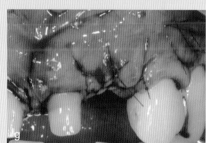

图2-3-3c~g 11、21牙龈增量术。22种植体植入。唇侧的裂开部分作用自体骨+吸收缓慢的骨填料+吸收性胶原膜进行GBR。

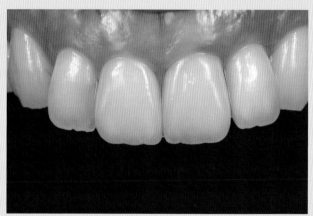
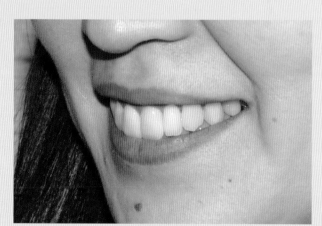

图2-3-3h 最终修复体戴入时的正面观。

图2-3-3i 最终修复体戴入时的情况。此患者属高唇线，即使微笑时，龈乳头也会暴露，是审美风险高而必须注意的病例。种植体植入的位置理想，充分的硬软组织增量可以构筑满足审美需求的微笑。

种植二期手术时的整形外科手术

Plastic Surgery at Second Surgery

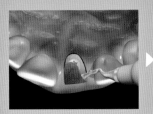 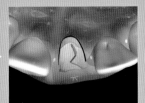 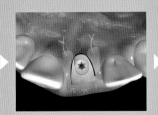 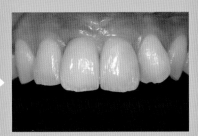

1. 牙槽嵴的诊断和术式选择

　　种植体周围现有的软硬组织状态，及最终修复体戴入后的龈缘与邻牙的龈缘在审美方面的协调性，都有必要在二期手术前诊断判明。确认唇侧牙槽嵴在水平方向是否有凹陷，是否有良好的连续性[1-2]。一方面，垂直方向确认临时性修复体时，到最终修复体戴入后龈缘不会有退缩方向的变化。因此，在二期手术时，应比最终预计的龈缘超出1mm的牙槽嵴的增量是必要的。

　　硬组织增量在二期手术前即应该完结，二期手术时的牙槽嵴增量主要是软组织增量。二期手术后要戴入临时修复体，临时修复体戴入后的牙龈三维形态要与计划中最终的龈缘相符合，组织量不足的部位和缺损程度要明确把握，并根据不同部位针对性选择合适的整形外科手术。因此，经常会选择不翻瓣的整形外科手术。

2. 二期手术时施行的水平向软组织增量术

　　第2章第3节论述的水平向硬组织增量和结合组织移植治疗中，即使同时进行垂直向的软组织增量，因为水平褥式缝合的张力的影响，牙槽嵴的肩顶部分必然会发生吸收。

成功的关键点

1. 牙槽嵴的垂直向增量应在二期手术前完结，二期手术时主要进行水平向增量术。
2. 行水平向增量术时，应保持邻牙龈乳头的可动性，谨慎地进行龈乳头剥离。
3. 二期手术时进行的垂直向增量术通常仅限于龈乳头重建术。
4. 对临时修复体戴入后的龈缘形态进行三维的设计，组织量不足的部分选择合适的增量手术。

为了补偿此吸收，二期手术时追加水平向增量术是必要的。适合的术式不是牙龈环切术，而应选择牙龈内翻卷技术，可使种植体露出的同时达到水平向组织增量的目的（图2-4-1）。

水平向组织增量的目的是恢复与天然牙根存在时相类似的牙槽嵴的丰隆度。因此，仅仅牙龈内翻卷技术不能实现理想丰隆度的情况下，可以并用CTG技术（图2-4-2）。

3. 二期手术时施行的垂直向软组织增量术

如果种植体的植入深度已经确定了，大范围的垂直向增量是不合适的。也就是说，垂直向的牙槽嵴增量在二期手术前必须结束。二期手术时的垂直向增量的使用仅限于龈乳头重建、恢复等。

内翻卷技术

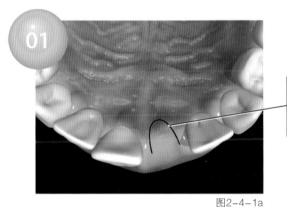

图2-4-1a

确定种植体植入的位置，牙龈内翻卷技术的切开线设计在稍微偏向腭侧。

》牙龈内翻卷技术
形成U形的半月形瓣，行内翻卷以增加唇侧的组织量的术式。

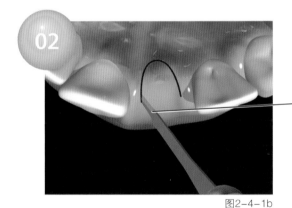

图2-4-1b

使用CK-2牙龈刀等这类刃部较小的刀具，沿着切开线切开，到达骨面。

》要点
切开线不要偏向唇侧过多，否则有形成瘢痕的危险。

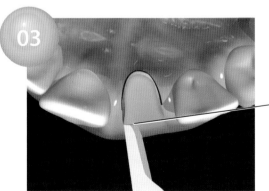

图2-4-1c

关键点

用手术刀或剪刀切除半月形瓣的上皮。切除上皮的厚度约0.5mm，注意不要切除过厚。

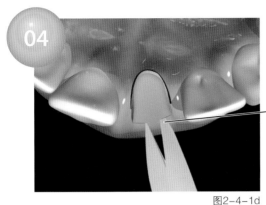

04

使用剪刀去除上皮组织。

图2-4-1d

▶◀要点

上皮组织残余会阻碍伤口的愈合。要注意上皮组织的排出现象会影响伤口的良好愈合。

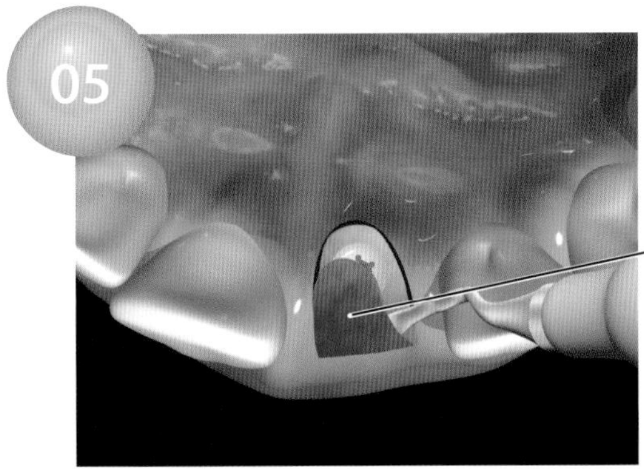

05

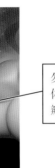

勿损伤龈乳头，准确把握种植体的位置，谨慎地形成半月形瓣。

图2-4-1e

▶◀要点

要谨慎地翻转半月形瓣，增加唇侧的组织量。

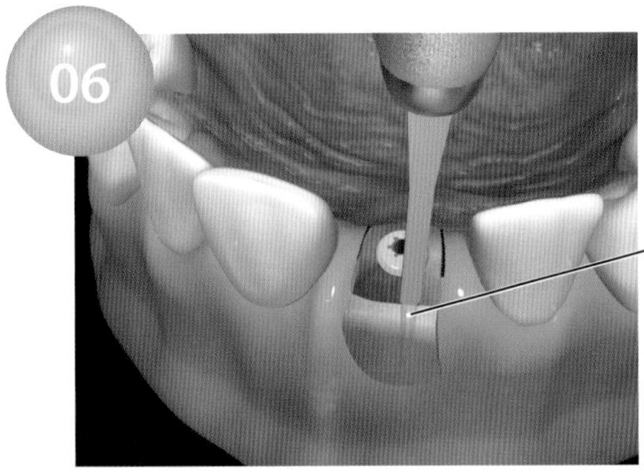

06

刀刃向唇侧骨壁的外侧分离，像形成信封状瓣那样切至膜龈联合处，使种植体唇侧的牙龈有可动性，为保证半月形瓣向信封状瓣内侧翻转时没有阻力，要充分地剥离。

图2-4-1f

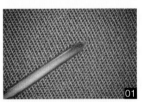

微型剥离子（艾伦刀或CK-2牙龈刀）。初始，用艾伦剥离子从龈沟内切开，然后用CK-2进行牙龈内部切开，此方法可以防止对边缘龈的损伤，并且保证剥离后黏膜瓣的断端整齐锐利。

关键点

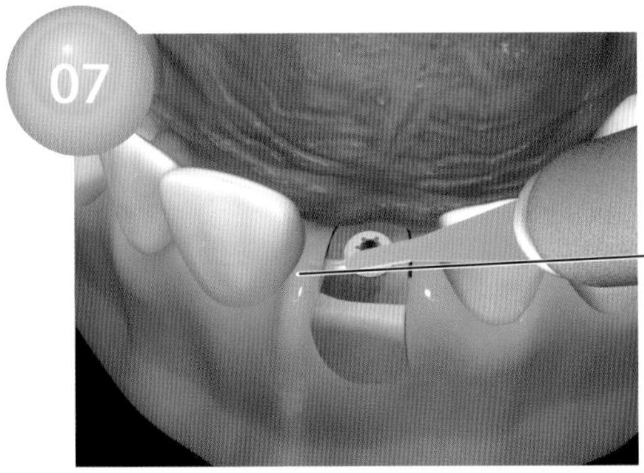

07

然后深度剥离与邻牙间的龈乳头，注意不要切断龈乳头。剥离使用微型剥离子（艾伦刀或CK-2牙龈刀）等。

图2-4-1g

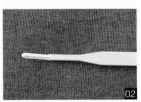

CK-2牙龈刀。因为尖端细小，在龈乳头等15C号刀片难以处理的部位也可容易处理。

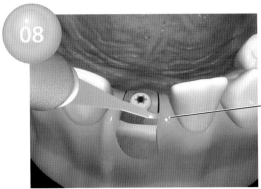

关键点

图2-4-1h

要点

两侧邻牙的牙龈沟内切开即使使用微型剥离子（艾伦刀和CK-2牙龈刀），也要注意对龈缘造成损伤的风险。

龈乳头具有良好的松弛可动度很重要，剥离时注意保护，剥离扩大需要非常细致的手技。

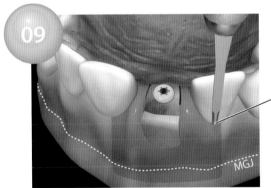

关键点

图2-4-1i

要点

为使半月形瓣和后续结合组织移植瓣的插入放置有充足的余地，部分层瓣的剥离范围要足够。

潜行剥离扩大至两侧邻牙的近远中移行区，根尖侧剥离至越过膜龈联合处，形成信封状部分层瓣。

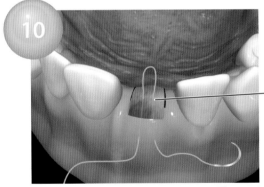

图2-4-1j

从唇侧用位点缝合牵引半月形瓣向内侧翻转。

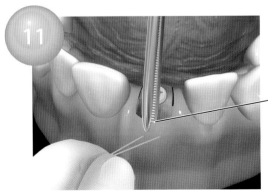

图2-4-1k

手指牵引缝线，同时用镊子把半月形瓣向内侧翻转、结扎。

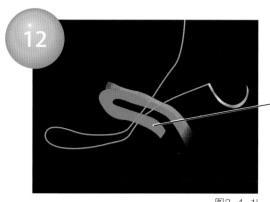

半月形瓣内侧翻转后的横截面观。

图2-4-1l

关键点

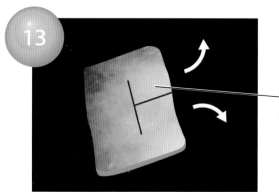

从腭侧采取必要大小的结合组织。结合组织瓣尽可能去除脂肪组织和腺体组织。若欲使邻近的龈乳头也获得增量，切开线如图示设计。

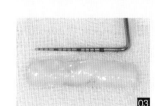

去除脂肪组织和腺体组织后的上皮下组织。

图2-4-1m

循证证据

种植二期手术时的整形外科手术

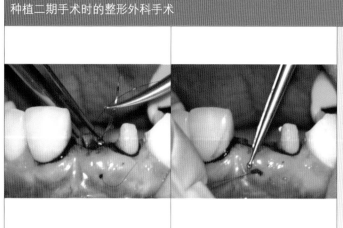

有关种植体周围的CTG的系统性评价表明，种植体植入同时和种植体植入后延期CTG均可使角化龈的宽度增加（植入同期CTG的增加量2.5mm，植入后延期CTG的增加量2.33~2.57mm）[1]；并且，术后的最初3个月牙龈量的减少最为显著[1]。术后牙龈量的减少，带蒂瓣较游离CTG的退缩量要少[2]。二期手术时使用软组织内翻卷技术是非常有效的软组织增量的方法。

事实上，软组织内翻卷技术的长期预后评价，从审美的观点用PES法认为，术后及10年后的审美评价均有改善的倾向，特别是软组织的形态和外观比较稳定[3]。

[1] Poskevicius L, Sidlauskas A, Galindo-Moreno P, Juodzbalys G. Dimensional soft tissue changes following soft tissue grafting in conjunction with implant placement or around present dental implants: a systematic review. Clin Oral Implants Res 2017; 28(1): 1-8.
[2] Akcalı A, Schneider D, Ünlü F, Bıcakcı N, Köse T, Hämmerle CH. Soft tissue augmentation of ridge defects in the maxillary anterior area using two different methods: a randomized controlled clinical trial. Clin Oral Implants Res 2015; 26(6): 688-695.
[3] Konstantinidis IK, Siormpas KD, Kontsiotou-Siormpa E, Mitsias ME, Kotsakis GA. Long-Term Esthetic Evaluation of the Roll Flap Technique in the Implant Rehabilitation of Patients with Agenesis of Maxillary Lateral Incisors: 10-Year Follow-Up. Int J Oral Maxillofac Implants 2016; 31(4): 820-826.

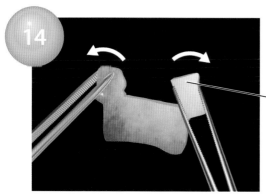

结合组织瓣沿切开线切开，按照图示的形态成形，组织镊夹持的部分放置在近远中的龈乳头下。

图2-4-1n

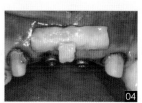

从血供的方面考虑，移植瓣应尽量如图2-4-1m所示，但要修整到合适的大小尺寸比较困难。因此，唇侧和龈乳头下各自采用独立的组织瓣使用情况较多。

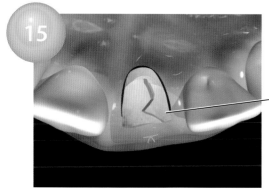

半月形瓣向内侧翻卷，结合组织瓣首先放入唇侧的信封状袋内。

图2-4-1o

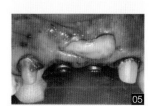

唇侧移植瓣放置的情况。

关键点

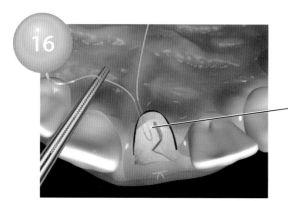

使用位点缝合术牵引移植瓣到预定的位置，龈乳头下的部分压入并结扎。

图2-4-1p

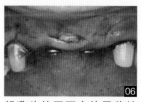

龈乳头的正下方放置移植瓣。

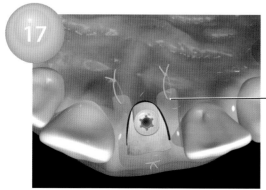

使结合组织瓣环绕种植体。此术式中，移植瓣的放入位置因为不可视，故使用位点缝合术牵引移植瓣到预计的位置点并缝合固定。

图2-4-1q

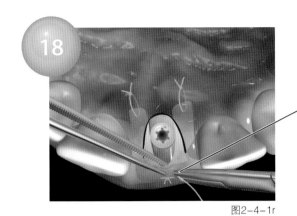

18

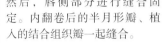
然后，唇侧部分进行缝合固定。内翻卷后的半月形瓣、植入的结合组织瓣一起缝合。

图2-4-1r

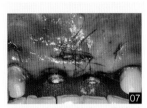

缝合结束时的状态。移植瓣插入困难时，可从唇侧切开放入。为了使唇侧切开部分垂直向增量不会减少，不要完全关闭创口，可用连续环形缝合法进行无张力缝合。（参见《3D牙周美容手术图谱（天然牙篇）》，P22）

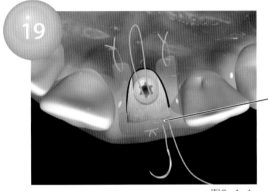

19

自唇侧进针，再从瓣的内面进针，返回到唇侧打结。

图2-4-1s

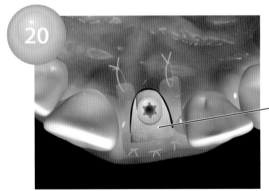

20

最后，手术部位进行压迫，消除无效腔，确认移植瓣固定的位置正确稳固，手术则结束。

图2-4-1t

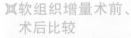

软组织增量术前、术后比较

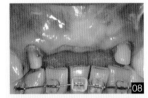

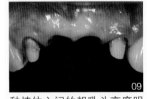

种植体之间的龈乳头高度明显改善。

参考文献

[1] Seibert JS. Reconstruction of deformed, partially edentulous ridges, using full thickness onlay grafts. Part I. Technique and wound healing. Compend Contin Educ Dent 1983; 4(5): 437-453.

[2] Suzuki M, Ogata Y. Classification of single tooth edentulous ridges with augmentation recommendations for dental implant treatment. Journal of Implant and Advanced Clinical Dentistry 2009: 1(3): 55-61.

种植二期手术时的整形外科手术

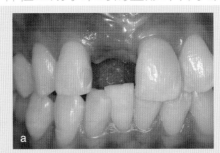
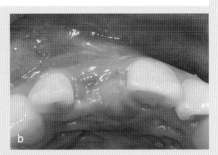

图2-4-2a、b　二期手术前。种植体植入时受水平褥式缝合的张力影响，牙槽嵴的肩顶部分发生水平向吸收。

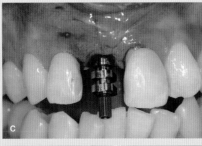
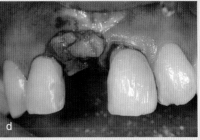

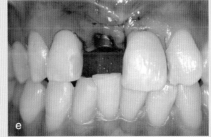
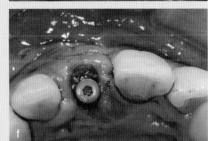

图2-4-2c～f　为了使软组织水平向增量，本病例联合使用内翻卷技术和结合种植移植。

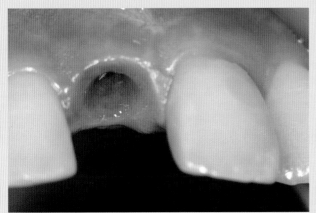

图2-4-2g　印模前。种植体唇侧构建了充足厚度的软组织。21近中先完成了部分贴面修复。

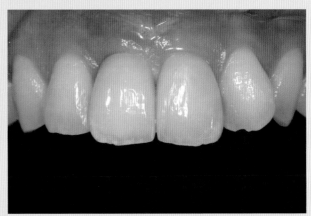

图2-4-2h　最终修复体戴入时。种植体唇侧丰隆度与牙根存在时相似，审美上牙龈线与邻牙协调。

临时修复治疗时的整形外科手术

Plastic Surgery during Provisional Restoration Process

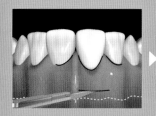 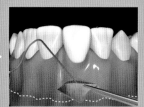 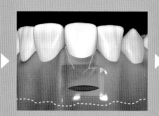 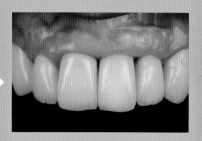

1. 临时修复体戴入后的审美评价和之后的对策

一般情况，临时修复体戴入后不再介入外科处理，只是在最终修复前进行相应的龈下形态的调整。但是，若对此阶段种植体进行PES审美评价[1]，会发现大量存在组织量不足的病例。此时，通过外科手术进行龈缘形态修整已不可能，只能寻求妥协性的修复处理。所以，只能依据术前计划的牙冠长度，使用牙龈瓷弥补牙龈部分的不足。再者，邻间隙出现较大的"黑三角"时，将邻面接触点向牙颈部下移到生物学龈乳头移行的位置，形成长邻接触的修复体。

不过近年，医生利用牙周整形外科手术，可对临时修复体戴入后的牙龈形态在一定程度上进行修正，使提高审美水平成为可能。

2. 唇侧的水平向增量

为了使基台的颜色不会透色，唇侧软组织的厚度至少要求2mm以上[2]。因此，在临时修复体戴入后唇侧没有充足厚度的软组织情况时，上皮下结合组织在唇侧移植以增加其厚度是必要的。

成功的关键点

1. 临时修复体制作时，要正确地进行审美评价，准确判断软组织不足的部位和计划必要的增量处置。
2. 充分考虑术后的软组织退缩，软组织的颈缘线要比预计的偏向冠方1mm。
3. 使用不翻瓣的术式，为了充分减张，剥离范围要扩大到增量部位的周围（邻近龈乳头组织）进行潜行分离。
4. 龈乳头重建的同时要进行水平向增量。

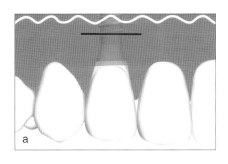 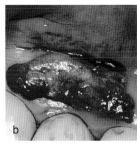

图2-5-1a、b Tarnow法牙龈冠向移动术。在膜龈联合线上方水平切开，此处插入移植瓣。（图b引用自参考文献[4]）

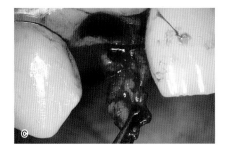 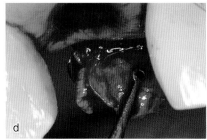

图2-5-1c、d 为龈乳头重建从腭侧采取的带蒂移植瓣。

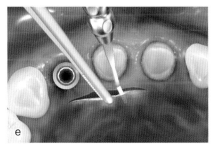 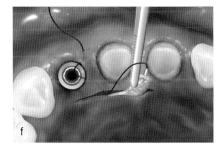 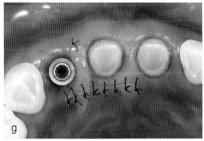

图2-5-1e～g 使用带蒂移植瓣的带蒂隧道技术（Pedicle tunneling technique）。（引用自参考文献[5]）

3. 唇侧的垂直向增量（龈缘的冠向移动）

出现天然牙的临时修复体的牙冠长度比术前预计的长的情况时，可应用根面覆盖术联合牙龈黏膜瓣冠向移动术和结合组织移植术，使龈缘向冠向移动。牙龈黏膜瓣冠向移动术有翻瓣和不翻瓣的形式，依据部位来选择增量手术术式，不翻瓣手术应用的机会较多。在不翻瓣技术中，有改良信封技术和在膜龈联合处的上方做水平切口、插入结合组织瓣移植的Tarnow法（图2-5-1a、b和图2-5-2）。

4. 龈乳头重建术

龈乳头消失，在龈乳头下移植结合组织进行垂直向的软组织增量。考虑到血供，也可以从腭侧采取带蒂结合组织瓣（图2-5-1c～g）。如果要对种植体周围软组织进行垂直向增量，种植体周围有充足宽度的软组织量是必要的[3]，因此，行龈乳头重建的同时进行唇侧的软组织水平向增量也是必要的（图2-5-3，图2-5-4）。

Tarnow法

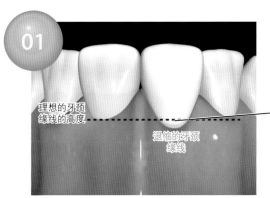

理想的牙颈
缘线的高度

退缩的牙颈
缘线

牙颈缘线与对侧同名牙比较偏
向根方，牙冠长度较长。

图2-5-2a

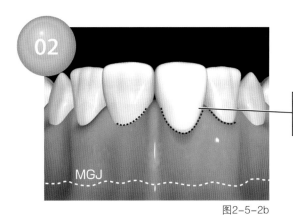

MGJ

使用艾伦刀和CK-2牙龈刀，在
该牙齿和邻牙做龈沟内切开。

图2-5-2b

循证证据

临时修复时的审美标准和整形外科手术的适应证

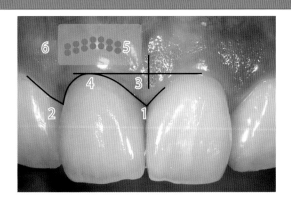

1 近中龈乳头	4 牙颈龈缘线的弧度
2 远中龈乳头	5 唇侧牙龈的凸度和形态
3 唇侧牙龈水平	6 软组织表面的色泽和质感

种植体周围软组织的审美性与软组织的量和修复体的形态密切相关。所以，临时修复时需要进行审美评价，并进行修复体形态的修整。软组织量不足时，选择适宜的整形外科手术，改善治疗完成时和数年后软组织的审美问题。

在临时修复时的软组织审美评价标准中，红色美学值被认为有较高的再现性，并在检查者间具有一致性[1-2]，所以笔者也使用此标准[1]。龈乳头的有无即使是患者也能容易判断，笑线低的患者在微笑时有87%的人暴露了龈乳头[3]。龈乳头的丧失，会对微笑时的美观有非常大的影响。种植体之间的龈乳头重建是难度非常高的，对此充分地理解，慎重地做出适宜的判断，对修复技术和外科技术两者结合的改善进行评价是必要的。

[1] Fürhauser R, Florescu D, Benesch T, Haas R, Mailath G, Watzek G. Evaluation of soft tissue around single-tooth implant crowns: the pink esthetic score. Clin Oral Implants Res 2005; 16(6): 639-644.
[2] Hof M, Umar N, Budas N, Seemann R, Pommer B, Zechner W. Evaluation of implant esthetics using eight objective indices-Comparative analysis of reliability and validity. Clin Oral Implants Res 2018 doi: 10.1111/clr.13261. [Epub ahead of print]
[3] Hochman MN, Chu SJ, Tarnow DP. Maxillary anterior papilla display during smiling: a clinical study of the interdental smile line. Int J Periodontics Restorative Dent 2012; 32(4): 375-383.

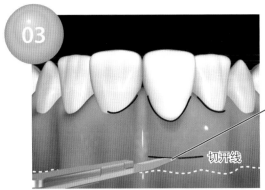

使用15C号刀片，MGJ的冠方做水平切开。

切开线

图2-5-2c

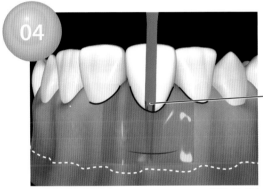

然后，CK-2牙龈刀自龈沟内剥离形成信封状瓣，与根尖侧水平切开通连。

图2-5-2d

▶ 要点
MGJ的冠方形成信封状瓣，结合组织移植瓣自此插入。

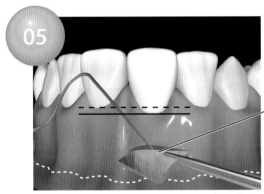

从水平切开位置谨慎地插入结合组织游离瓣。

图2-5-2e

关键点

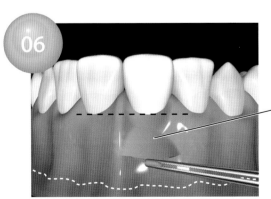

水平切开位于MGJ的冠方，插入的结合组织瓣不会向根方移动，移植瓣的插入使龈缘线向冠方抬高。

图2-5-2f

▶ 要点
插入的移植瓣支撑唇侧的软组织，使牙颈部的龈缘向冠方移动。

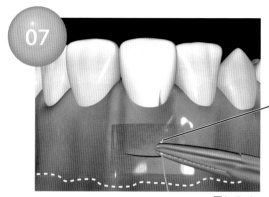

自黏膜瓣唇侧进针，穿过结合组织瓣，做悬吊缝合。

图2-5-2g

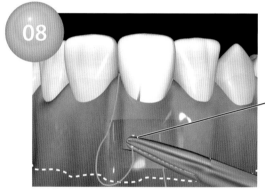

近中部位同样，一起穿过黏膜瓣和结合组织瓣。

图2-5-2h

要点

唇侧的进针刺入部位不同导致结扎后黏膜瓣和根面的密贴度不同。因此，黏膜瓣的密贴度不好时可改变刺入部位或增加一个悬吊缝合。

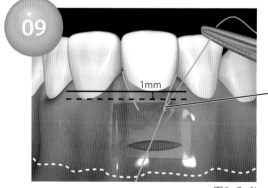

关键点

结扎的同时调整拉力，使牙龈颈缘线比对侧同名牙的牙龈颈缘线高1mm。

1mm

图2-5-2i

要点

考虑到天然牙的根面覆盖，术后颈缘线的退缩，要使牙龈高度比预计的颈缘线高1mm，在此位置结扎。

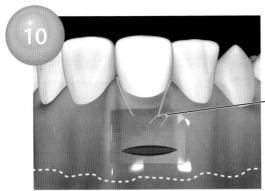

使黏膜瓣向冠方移动，同时要
与临时修复体的唇侧面紧密贴
合，进行结扎。

图2-5-2j

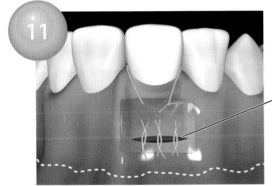

关键点

水平切口不要完全闭合，使用
无张力的环形缝合。

图2-5-2k

▌要点

水平切口完全关闭可能会导
致牙颈部黏膜瓣向下移动。
所以，使用无张力的环形缝
合，避免牵扯牙颈部牙龈向
下。

参考文献

[1] Belser UC, Grütter L, Vailati F, Bornstein MM, Weber HP, Buser D. Outcome evaluation of early placed maxillary anterior single-tooth implants using objective esthetic criteria: a cross-sectional, retrospective study in 45 patients with a 2- to 4-year follow-up using pink and white esthetic scores. J Periodontol 2009; 80(1): 140-151.

[2] Jung RE, Sailer I, Hämmerle CH, Attin T, Schmidlin P. In vitro color changes of soft tissues caused by restorative materials. Int J Periodontics Restorative Dent 2007; 27(3): 251-257.

[3] Nozawa T, Enomoto H, Tsurumaki S, Ito K. Biologic height-width ratio of the buccal supra-implant mucosa. Eur J Esthet Dent 2006; 1(3): 208-214.

[4] 中田光太郎，木林博之（監著）.岡田素平太，奥野幾久，小田師巳，尾野　誠，園山　亘，都築　優治，山羽　徹（著）. エビデンスに基づいた ペリオドンタルプラスティックサージェリー　イラストで見る拡大視野での臨床テクニック. 東京：クインテッセンス出版，2016.

[5] 中田光太郎. イラストで語るクリニカルテクニック : pedicle tunneling technique. the Quintessence 2009; 28(10): 3-5.

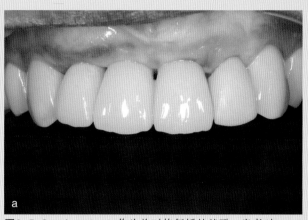 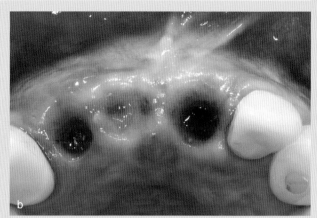

图2-5-3a、b　12、21作为临时修复桥的基牙。患者对11、21间的"黑三角"不满意，故决定用结合组织移植瓣进行龈乳头重建术。

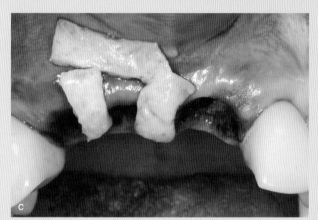 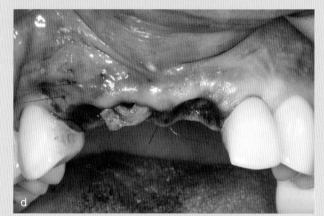

图2-5-3c、d　不仅仅是龈乳头正下方，唇侧黏膜瓣内面也植入结合组织瓣。作为垂直向增量的支撑，水平向增量也是必要的。移植瓣用位点缝合术牵引就位并固定。

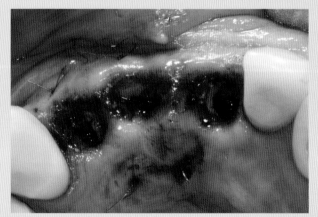 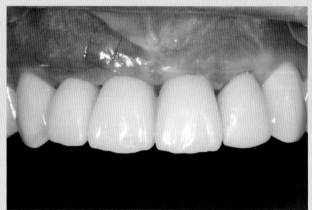

图2-5-3e　缝合结束时的状态。采用不翻瓣技术，缝合的次数较少。

图2-5-3f　2周后拆线时的状态。11、21间龈乳头的高度得到改善。不翻瓣技术的特点就是可实现较早的创伤愈合和改善审美性。

临时修复治疗时的整形外科手术-2

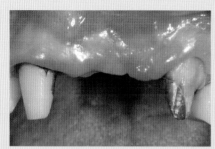

图2-5-4a 二期手术前牙槽嵴的唇面观。种植体植入同时进行上皮下结合组织移植，垂直向组织量十分充分。

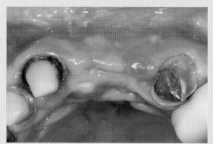

图2-5-4b 二期手术前牙槽嵴的咬合面观。水平向组织量不足。因没有做空间维持的GBR（颗粒状骨填料和吸收性生物膜的组合）出现这种情况比较多见。

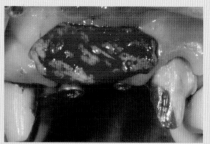

图2-5-4c 从腭侧采取的上皮下结合组织，调整大小，去除脂肪和腺体组织。

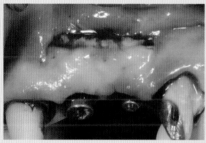

图2-5-4d 依据Tarnow法，唇侧做水平切开，从弧形切开部位剥离部分层瓣，形成受植床。

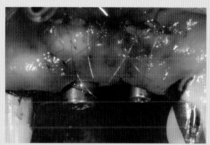

图2-5-4e 缝合结束时的唇面观。移植瓣紧密稳固地缝合。

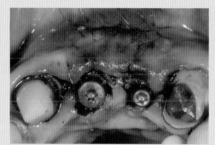

图2-5-4f 缝合结束的咬合面观。软组织内翻卷技术进行二期手术，结合组织瓣自唇侧的切开线插入。种植治疗中，用不翻瓣术式无法从龈缘插入较大的结合组织瓣。

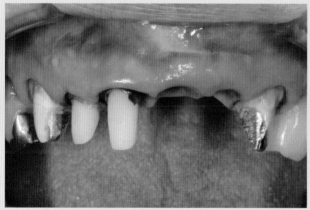

图2-5-4g 临时修复体戴入6个月后，最终修复体安装前软组织的修复形态。

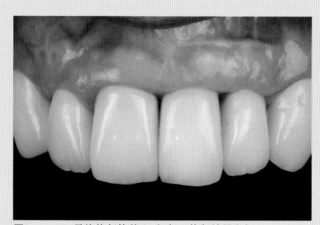

图2-5-4h 最终修复体戴入后1年。修复效果良好。

种植体覆盖术时的整形外科手术

Plastic Surgery at Implant Recovery

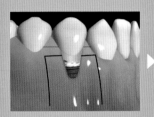 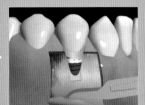 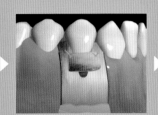 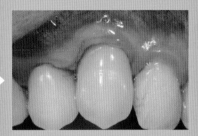

1. 种植体覆盖术

最终修复体在戴入后，需要做种植体覆盖术的病例中，最具代表的是唇侧牙龈不足或退缩导致种植体或基台暴露，造成审美缺陷的并发症。

种植体的位置不正、基台唇倾度、近远中龈乳头的状况会导致处理的难易度和结果不同。因此，完善的术前检查和诊断是十分必要的。

可用天然牙的根面覆盖术（参见《3D牙周美容手术图谱（天然牙篇）》，P96）来治疗种植体或基台的暴露。但是，种植体周围形成的瘢痕组织，种植体和基台的软组织附着力弱，修复体的外形与天然牙有很大不同，这些因素决定了与天然牙的根面覆盖术比较，处理的难度更大。Zucchelli等认为为防止术后再次发生牙龈退缩，修复体的外形调整、修复体的重新制作和修整是十分必要的（图2-6-1～图2-6-4）。

成功的关键点

1. 术前要准确确认基台暴露的范围。和天然牙同样，可用Miller的分类方法。
2. 手术方式虽然与天然牙的根面覆盖术一样，但要注意种植体周围组织的特性。
3. 为防止术后再度发生退缩，修复体的调整、重新制作、修整是必要的。

种植体覆盖术–1

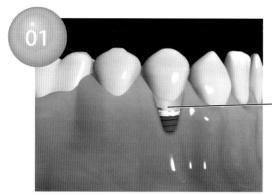

术前检查评价根尖侧的唇侧牙龈的厚度、角化龈的宽度、种植体唇侧的凸度（自骨边缘的凸度），以及基台和种植体上部的形态。

图2-6-1a

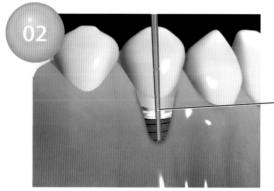

牙龈退缩的高度测量。牙龈退缩的高度+1mm=牙龈瓣冠向移动的距离。

图2-6-1b

◢要点

预计术后牙龈的退缩，增加1mm的距离。

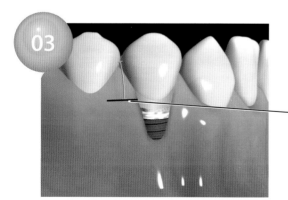

自龈乳头顶端冠向移动距离的测定并标记。

图2-6-1c

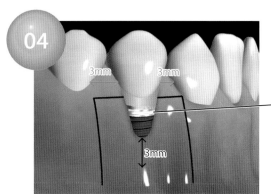

使用艾伦刀自牙龈退缩的中央部开始全层剥离。全层瓣的剥离距离为自牙槽骨顶端约3mm。台形瓣的冠方水平切开的宽度3mm以上。

图2-6-1d

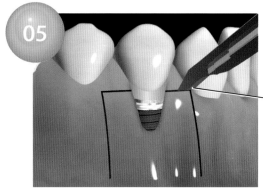

以15C号刀片慎重地沿线切开。

图2-6-1e

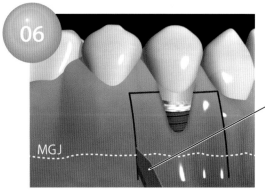

切开线到越过膜龈联合处停止。

图2-6-1f

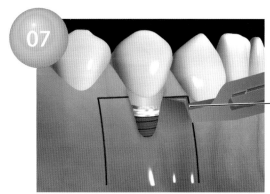

07

小心谨慎地锐性剥离龈乳头的部分层瓣。左手用组织镊轻夹住黏膜瓣，避免不必要的损伤。

图2-6-1g

台形瓣的顶端将作为新的龈乳头。

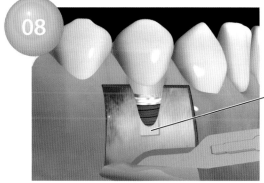

08

台形瓣翻开的状态。自牙槽骨顶3mm宽度全层剥离，其他部分剥离部分层瓣。

图2-6-1h

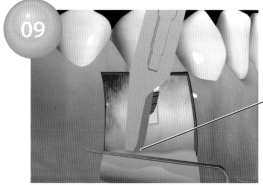

09

在黏膜瓣的基底部，刀刃与骨面平行，骨膜上切开减张分离。

图2-6-1i

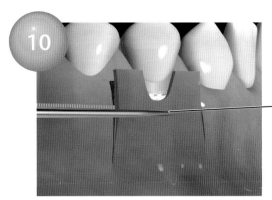

用组织镊轻轻夹持黏膜瓣，确认减张的程度。

图2-6-1j

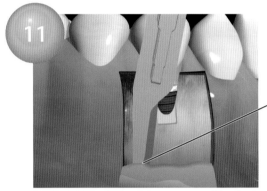

如需要进一步减张，可将黏膜瓣的纵向切口延长，或如图所示在黏膜瓣内面切断肌肉纤维减张。

图2-6-1k

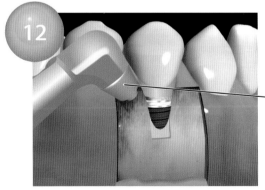

暴露的种植体表面粗糙部分，用高压气流谨慎地除去污染。

图2-6-1l

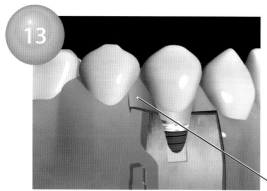

图2-6-1m

然后,使用15C号刀片或尖细的剪刀仔细去除龈乳头的上皮组织。

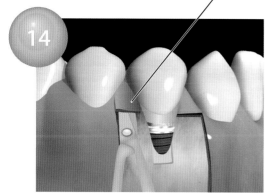

图2-6-1n

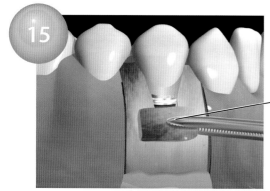

从腭部或上颌结节采取的结合组织游离移植瓣在牙龈退缩的部位调适。

图2-6-1o

◤结合组织的采取

结合组织的采取方法有多种,从腭侧采取的单结合组织瓣法(Single incident technique),上颌结节采取的楔形分离法(Wedge operation)等。(参见《3D牙周美容手术图谱(天然牙篇)》,P44)

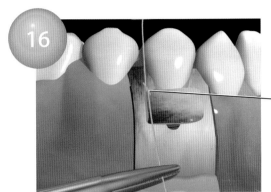

用可吸收线在预计的位置缝合固定游离移植瓣。

图2-6-1p

游离移植瓣的大小和放置位置

游离移植瓣的上缘与最终预计的龈缘平齐，为保证血供，侧缘要放在骨膜上。游离瓣的大小在满足需要前提下尽可能小，以不会对来自黏膜瓣骨膜的血供造成阻碍。

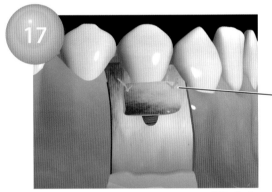

游离移植瓣覆盖在种植体上部，在外部黏膜瓣将要固定的位置的根尖侧1mm处2点和4角4点缝合固定。

图2-6-1q

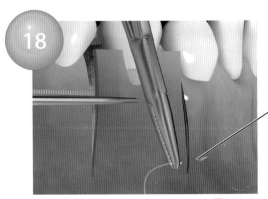

外部黏膜瓣向冠方移动固定并保持住，纵向切口在根尖侧近中缝合。

图2-6-1r

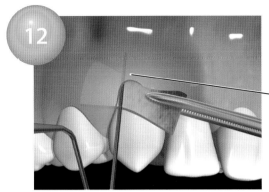

牙周探针挑起黏膜瓣，移植瓣谨慎地放入信封状瓣内，闭合式创口，移植瓣放入位置比较困难，要十分慎重。

图2-6-2l

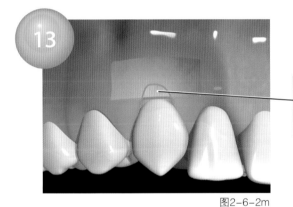

移植瓣插入结束后状态。移植瓣的断端完全覆盖暴露的种植体或基台。

图2-6-2m

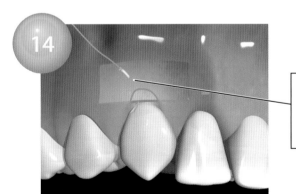

悬吊缝合使黏膜瓣冠向移动。唇颊侧的角化龈内，黏膜和移植瓣贯穿，缝针从牙龈沟穿出。

图2-6-2n

要点

黏膜瓣应放置于比移植瓣偏冠方1mm位置。
此位置决定进针位置，进针位置是重要的关键点。

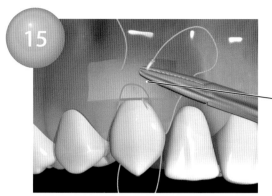

不要刺入龈乳头，从邻接触下鼓形空隙通过，向腭侧送针。下一针从近中邻接触下鼓形空隙通过，向颊侧针送出。颊侧同样方法刺入，针从龈沟穿出，再返回远中。

图2-6-2o

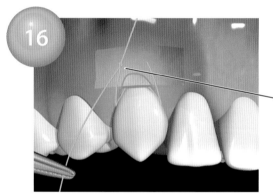

返回在远中侧结扎。施加牵引力使黏膜瓣向冠方移动至预定位置结扎。从牵引力、强度方面推荐6-0的缝线。

图2-6-2p

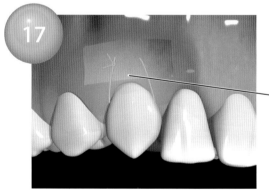

缝合后的状态。只用正确的悬吊缝合即可。2周后拆线。

图2-6-2q

▶要点

冠向移动部位的悬吊缝合的拆线，在2周后进行。

种植体覆盖术-1

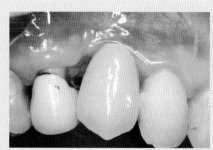

图2-6-3a　术前状态。13种植牙的唇侧牙龈较薄，透露基台的颜色。远中龈乳头缺损。

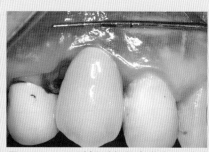

图2-6-3b　唇侧牙龈的角化龈几乎没有，有一定的可动性。

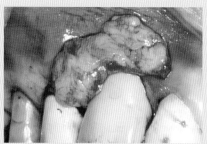

图2-6-3c　从腭侧采取的上皮下结合组织瓣进行比对。同时进行远中龈乳头增量，要注意移植瓣的形态。

图2-6-3d　信封状瓣技术，移植瓣植入并缝合结束状态。无论何种方法，移植瓣的无张力放置很重要。

图2-6-3e　术后2周，拆线后的状态。愈合情况良好，获得理想的牙龈高度和厚度。

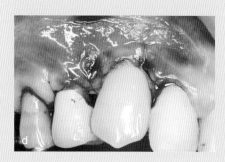

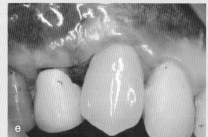

图2-6-3f　术后3个月。14的修复体重新制作，治疗结束。

图2-6-3g　治疗后4年，牙龈组织的稳定状态。

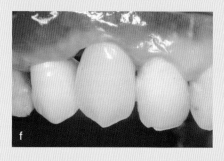

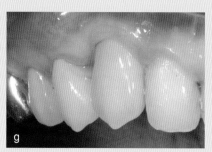

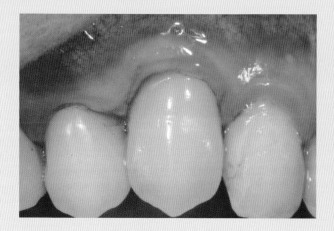

图2-6-3h　治疗后11年状态。

种植体覆盖术-2

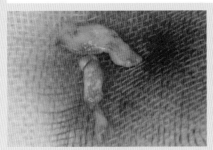

图2-6-4a　从上颌结节采取的结合组织。上颌结节的结合组织血管成分少，但纤维成分丰富。

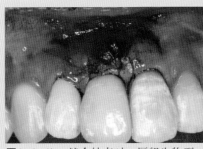

图2-6-4b　缝合结束时。厚龈生物型，不翻瓣进行结合组织移植，及黏膜瓣冠方移动术。

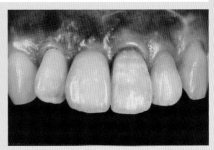

图2-6-4c　拆线时的正面观。暴露的金属部分被覆盖住。

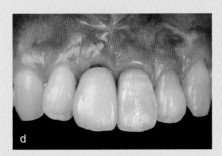

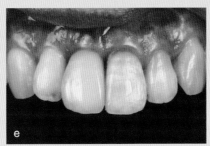

图2-6-4d　术前的状态。数年前植入的种植牙的基台因唇侧牙龈的退缩基台暴露来院。虽然暴露不多但造成审美问题。

图2-6-4e　拆线6个月后正面观。

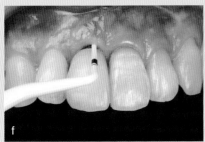

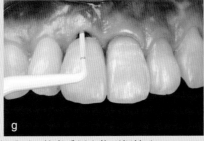

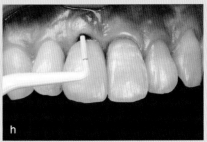

图2-6-4f～h　术前诊断时牙龈厚度的测定很重要。笔者采用生物型探针（Hu-Friedy公司）和透过度试验的测定方法。通过（f）探针1（尖端白色）、（g）探针2（尖端绿色）、（h）探针3（尖端蓝色）3种探针的尖端透过度来诊断牙龈的生物型。探针1透过是薄龈生物型（Thin biotype），探针3透过是厚龈生物型（Thick biotype）。此病例为厚龈生物型。

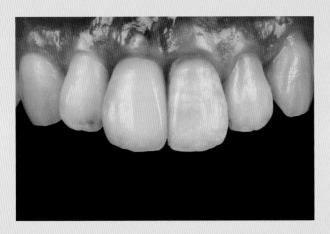

图2-6-4i　术后1年时状态。没有复发退缩。

第3章 整形手术后的桥体基底面形态的调整

Adjustment of Basal Morphology
of Modified Ovate Pontic
after Plastic Surgery

临时修复体的桥体基底面形态的调整
Adjustment of Pontic during Provisional Restoration Process

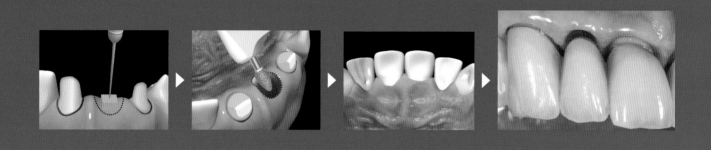

1. 改良卵圆形桥体基底面形态的调整过程

外科方法实现对形态异常的腭堤的改善后，通过临时修复体的桥体基底面形态的调整，获得更好的审美和功能的形态是必要的[1]。本书特别阐述了应用于审美修复的改良卵圆形桥体的调整过程。

对于审美区域的天然基牙的固定桥，考虑到生物学宽度的恢复，一般在牙周外科处理6个月后进行修复处置。为了满足审美需求，桥体的龈缘形态有与邻牙相协调管理的必要。不仅仅是唇侧形态，包括邻接面、龈乳头的龈缘形态都必须进行维护管理。为避免桥体基底面和缺损牙槽黏膜间的食物嵌塞，提高维护的便利性，卵圆形和改良卵圆形桥体基底面要避免不良的嵌入深度[2-8]。

下面以右侧中切牙缺失为例，详细讲解改良卵圆形桥体的调整。左右侧中切牙包括以龈缘形态的左右对称为目标进行调整（图3-1-1～图3-1-4）。

成功的关键点

1. 依据唇侧牙龈的厚度，判断使用卵圆形或改良卵圆形桥体基底面形态。
2. 桥体基底面下方牙槽黏膜的厚度，从骨嵴顶起1mm以上的厚度是必要的。
3. 桥体基底面的嵌入深度约2mm。
4. 考虑到术后的退缩，调整结束时的龈缘形态要预留出目标水平以上的余地。

临时修复体的调整

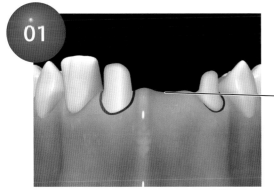

01

增大后的牙槽嵴唇面观。唇面观可见垂直向增量，两基牙的缺损侧龈乳头高度与对侧的一致、高度理想。一定程度的低位可通过临时修复体邻接面的调整来恢复。通过外科手术使牙槽嵴增大6个月后，在龈缘形态稳定的情况下，进行最终的基牙预备。

图3-1-1a

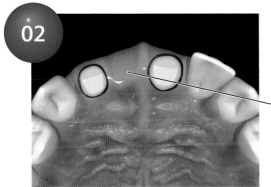

02

增量后的牙槽嵴切面观。牙缺失处牙槽嵴的水平向丰满度与对侧同名牙相同是必要的。特别是中切牙缺失，如果增量不足，二次增量手术是必要的。

图3-1-1b

✕增量不足的情况

增量不足的情况，若垂直向增量富余，桥体基底面可以向唇侧加压牙槽嵴顶黏膜，可使软组织水平向增量，但是增量有限。

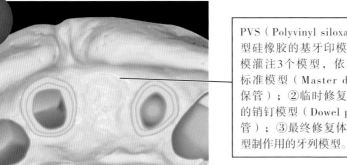

03

PVS（Polyvinyl siloxane）聚合型硅橡胶的基牙印模。用此印模灌注3个模型，依次为：①标准模型（Master die技工室保管）；②临时修复体调整用的销钉模型（Dowel pin椅旁保管）；③最终修复体的内冠代型制作用的牙列模型。

图3-1-1c

✕最终咬合关系的再建

最终的严密咬合关系再建的牙列模型，一般用部分托盘再次制取印模（后述）。

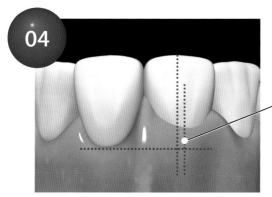

04

唇侧顶点位置（Zenith position）的设计。顶点的垂直线位于该牙冠宽度中线远中1mm[9]，水平线位于左侧的中切牙牙冠顶点切方0.5mm（译者注：蓝色虚线，牙冠宽度的中线）。

图3-1-1d

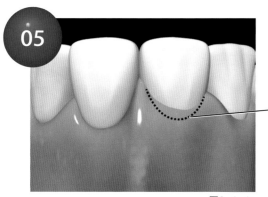

05

唇侧概形线的确定。邻面接触区开始，按想象中牙冠应有形态连线。概形线用点线表示。设计比左侧中切牙稍微偏冠方。

图3-1-1e

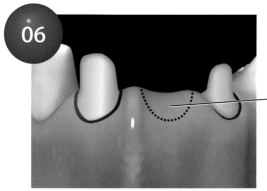

06

图3-1-1e中临时修复体去除后的状态。

图3-1-1f

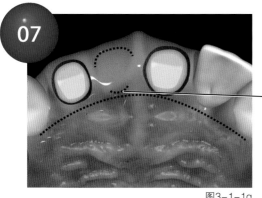

07

腭侧顶点位置的设计。两侧尖牙和中切牙舌侧颈部最凸点连一弧线。桥体的腭侧顶点设计在弧线稍微偏唇侧位置。

图3-1-1g

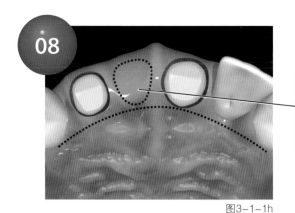

08

腭侧和邻面概形线的确定。自腭侧顶点开始连线形成腭侧和邻面概形线，比左侧中切牙直径略小一圈。

图3-1-1h

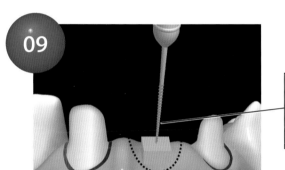

09

浸润麻醉下测量桥体组织面嵌入的黏膜厚度。先从唇侧进行测量。用戴有橡胶停止垫的根管锉，进行骨面探诊。

图3-1-1i

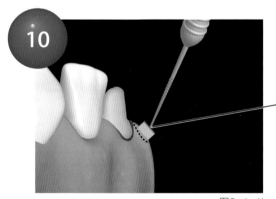

10

根管锉的刺入角度参考左侧中切牙的长轴方向，稍微偏向唇侧。

图3-1-1j

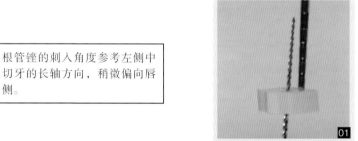

01

图3-1-1j根管锉刺入深度。

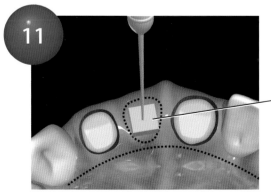

11

接下来测量桥体嵌入的牙槽黏膜的厚度。刺入角度与左侧中切牙长轴相同。

图3-1-1k

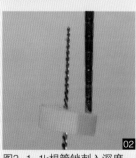

02

图3-1-1k根管锉刺入深度。

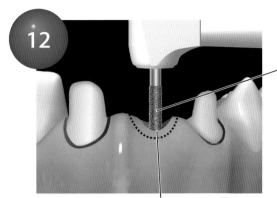

12

选择直径较粗的圆形肩台FG车针，在设想的唇侧概形线稍内侧削磨牙龈[10]。车针的角度同图3-1-1j一样，稍稍唇侧方向倾斜。沿着设计的概形线缓慢地削磨牙龈，车针的方向与左侧中切牙牙轴渐渐一致。唇侧游离牙龈保留2mm以上的厚度。

图3-1-1l

如果唇侧牙龈较薄，可依据卵圆形桥体形态做牙龈削磨。修复体桥体组织面用树脂添加，向唇侧牙龈加压，调整成改良卵圆形桥体形态。

✖车针的削磨深度

改良卵圆形桥体时，车针的削磨深度，顶点部最深，靠近近远中龈乳头逐步变浅。深度在顶点部约2mm深。车针距尖端2mm处做标记来确定削磨深度。桥体基底面下方的牙龈厚度要保留至少1mm以上[11-12]。

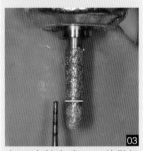

在FG车针尖端2mm处做标记。

循证证据

卵圆形桥体下软组织的评价

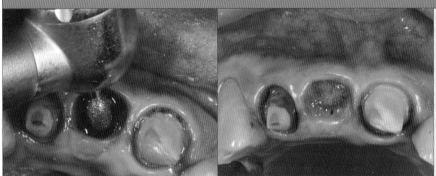

金刚砂车针磨除上皮层后，以卵圆形桥体压住。桥体下的牙龈虽与正常黏膜不同，但同炎症状态的表现也不同。

对用瓷和树脂制作的卵圆形桥体下的软组织进行组织学评价，瓷桥体的炎症表现较轻[1]。因为瓷的生物相容性高，与上皮细胞的亲和性好，可能存在某种有利的附着方式[2]。

一方面，密贴但无压力接触的瓷卵圆形桥体下的软组织与正常部位相比较，桥体下的黏膜角化层薄，与上皮连接的结合组织层炎性细胞较多[2]。因为角化层提供黏膜的防御，所以可能导致桥体下黏膜的防御脆弱。因此，术后的维护很重要，但具体的方法尚未形成共识[3]。

[1] Orsini G, Murmura G, Artese L, Piattelli A, Piccirilli M, Caputi S. Tissue healing under provisional restorations with ovate pontics: a pilot human histological study. J Prosthet Dent 2006; 96(4): 252-257.

[2] Niederauer GG1, McGee TD, Keller JC, Zaharias RS. Attachment of epithelial cells and fibroblasts to ceramic materials. Biomaterials 1994; 15(5): 342-352.

[3] Zitzmann NU, Marinello CP, Berglundh T. The ovate pontic design: a histologic observation in humans. J Prosthet Dent 2002; 88(4): 375-380.

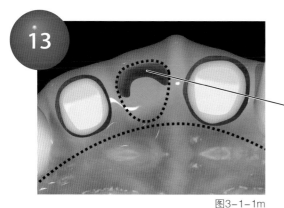

13

缺牙处牙槽嵴牙龈在概形线稍内侧削磨后的切缘观。注意不要削磨概形线及以外的区域。

图3-1-1m

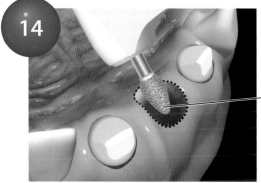

14

橄榄球状的FG车针进行牙槽嵴顶牙龈的削磨[10]。

图3-1-1n

><车针的插入位置

车针从腭侧插入，易于组织面形态的形成。

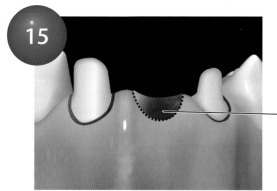

15

缺牙处牙槽嵴牙龈削磨后的唇面观。最深的部分用圆形肩台的FG车针削磨到定点位置，消磨深度从定点部位开始向唇侧、腭侧渐渐变浅。

图3-1-1o

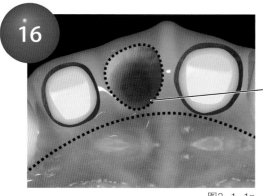

16

缺牙处牙槽嵴牙龈削磨后的切缘观。在设计的概形线的稍内侧，进行腭侧和邻侧牙龈的削磨。

图3-1-1p

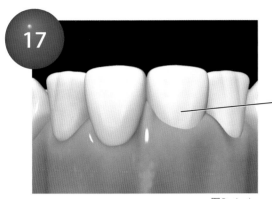

图3-1-1q

调整前的临时修复体戴入后的唇面观。

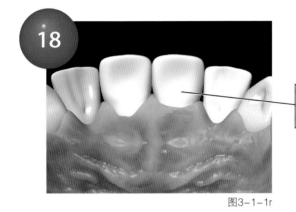

图3-1-1r

调整前的临时修复体戴入后的腭面观。

基底面形态的调整

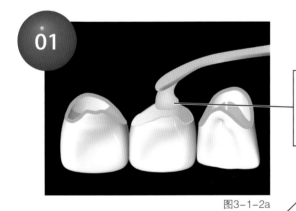

图3-1-2a

临时修复体的桥体基底面涂布树脂粘接剂。光照后，用流动性复合树脂、3A探针来堆砌改良卵圆形桥体基底面的形态。

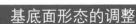

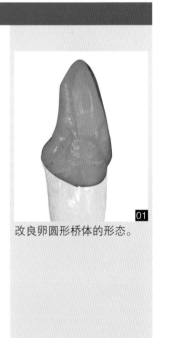

改良卵圆形桥体的形态。

图3-1-2b

114

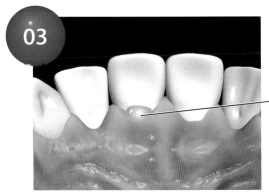

03

基底面一定程度的树脂堆砌后，戴入临时修复体，加压。用棉球或毛笔刮去多余的树脂，光照固化。

图3-1-2c

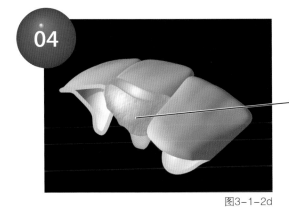

04

树脂固化后的基底面。洗净附着的血迹。

图3-1-2d

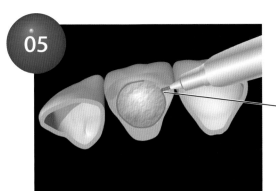

05

不规则的毛边部分要修整，用红色铅笔画出概形线。

图3-1-2e

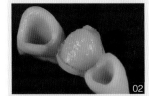

固化后的复合树脂。

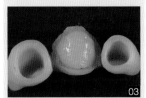

不规则毛边的状态。

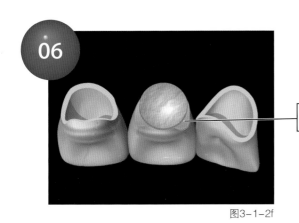

06

毛边去除后状态。

图3-1-2f

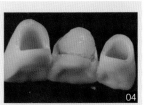

04

不规则毛边去除后。

龈乳头的塑形

桥体的基底面用流动树脂堆砌，对牙槽黏膜加压，可对唇侧龈缘和龈乳头进行塑形。

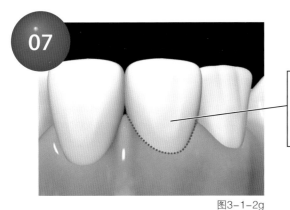

07

修整后的临时修复体装入后的唇面观。此时，桥体基底面接触的牙槽黏膜上并没有施加压力。

图3-1-2g

移行的形态

无台阶，平滑的曲面。

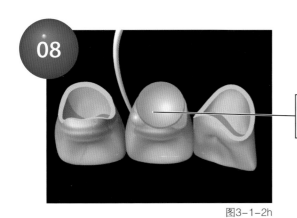

08

邻面的台阶，用流动树脂修整成移行的形态。

图3-1-2h

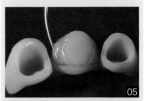

05

流体树脂堆砌成平滑的移行曲面。

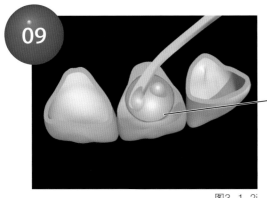

09

然后基底面全体堆砌流动树脂，使之光滑。这会对接触的牙槽黏膜增加压力，但不要压迫得过紧[13]。

图3-1-2i

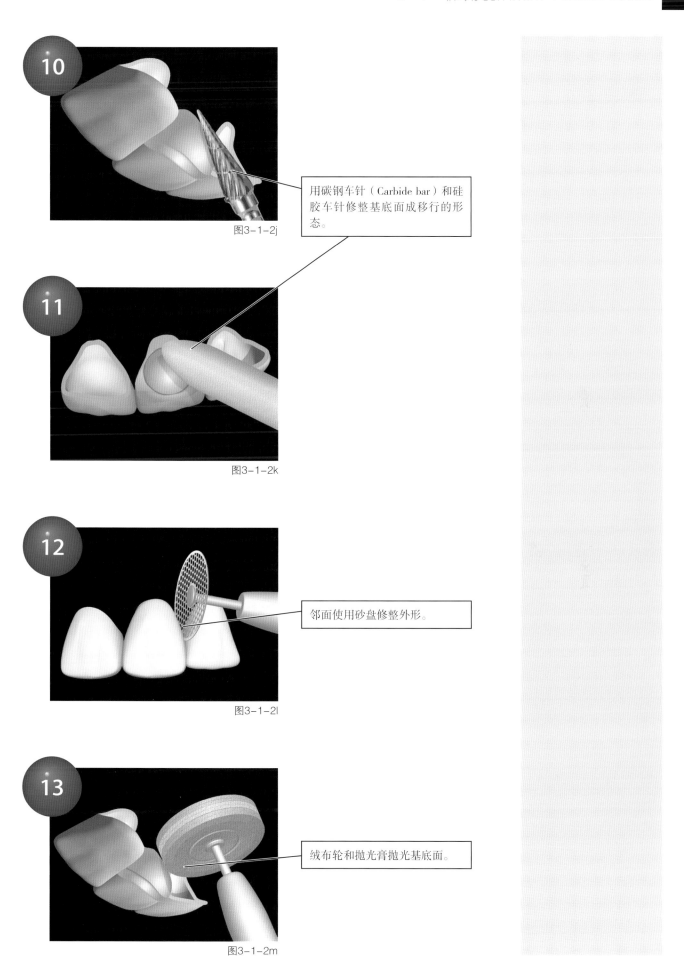

10

图3-1-2j

用碳钢车针（Carbide bar）和硅胶车针修整基底面成移行的形态。

11

图3-1-2k

12

邻面使用砂盘修整外形。

图3-1-2l

13

绒布轮和抛光膏抛光基底面。

图3-1-2m

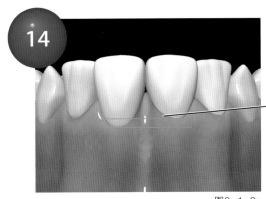

第一次调整完的唇面观。此时，中切牙的左右对称尚未实现。

图3-1-2n

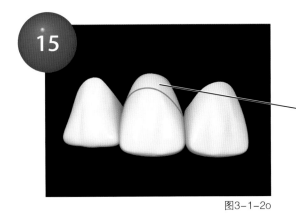

临时修复体载入后以此状态为准，第一次调整结束。

图3-1-2o

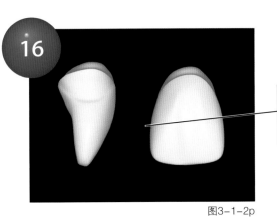

第2次复诊时，基底面上继续用3A探针堆砌流动树脂，唇侧和牙根方向加压，调整。

图3-1-2p

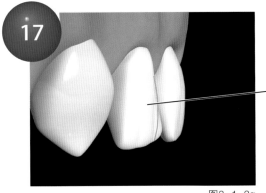

龈缘上牙冠的形态，侧方、切缘、牙颈部包括角度，左右中切牙调整到同样形态。

图3-1-2q

✕要点

考虑到桥体边缘牙龈在术后多少要发生退缩，桥体顶点不要和对侧同名牙相同高度，而是稍微偏向切缘侧。

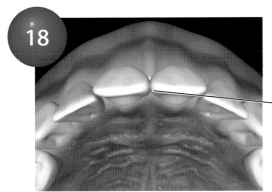

18

从切缘侧观察。

图3-1-2r

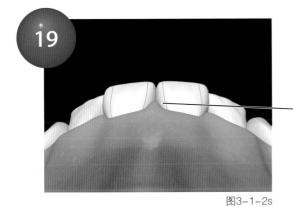

19

从牙颈部观察。

图3-1-2s

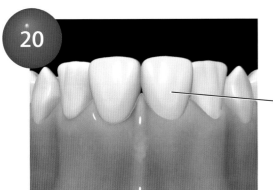

20

桥体的调整结束时正面观。从图3-1-2n的状态开始，经过数次的复诊，桥体基底面用树脂多次堆砌，达到左右中切牙基本对称，同时，正中的龈乳头也调整为左右对称。

图3-1-2t

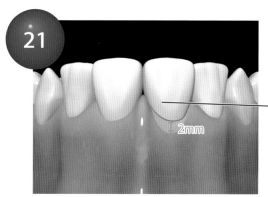

桥体的基底面顶点约嵌入2mm深度。

图3-1-2u

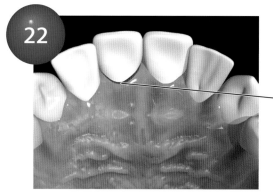

桥体调整完成后腭面观。桥体实现咬合接触，为防止食物的排溢受阻，可稍比同名牙狭小，唇舌径基本相同。

图3-1-2v

参考文献

[1] 木林博之. 審美修復における欠損部歯槽堤への対応を検証する 第 1 回：考慮すべき事項とポンティック. the Quintessence 2013; 32(10): 108-123.

[2] Smukler H, Chaibi M. Periodontal and dental considerations in clinical crown extension: a rational basis for treatment. Int J Periodontics Restorative Dent 1997; 17(5): 464-477.

[3] Lanning SK, Waldrop TC, Gunsolley JC, Maynard JG. Surgical crown lengthening: evaluation of the biological width. J Periodontol 2003; 74(4): 468-474.

[4] Brägger U, Pasquali L, Kornman KS. Remodelling of interdental alveolar bone after periodontal flap procedures assessed by means of computer-assisted densitometric image analysis (CADIA). J Clin Periodontol 1988; 15(9): 558-564.

[5] Pontoriero R, Carnevale G. Surgical crown lengthening: a 12-month clinical wound healing study. J Periodontol 2001; 72(7): 841-848.

[6] Perez JR, Smukler H, Nunn ME. Clinical evaluation of the supraosseous gingivae before and after crown lengthening. J Periodontol 2007; 78(6): 1023-1030.

[7] Chiche G, Pinault A. Esthetics of Anterior Fixed Prosthodontics. Chicago: Quintessence, 1994: 53-73.

[8] Fradeani M, Barducci G. Esthetic rehabilitation in fixed prothodontics, Volume 1: Esthetic analysis: A systematic approach to prosthetic treatment. Chicago: Quintessence, 2004: 250-259.

[9] Chu SJ, Tan JH, Stappert CF, Tarnow DP. Gingival zenith positions and levels of the maxillary anterior dentition. J Esthet Restor Dent 2009; 21(2): 113-120.

[10] 六人部慶彦. 審美性を考慮した Modified ovate pontic (Fingertip pontic) の臨床術式. 補綴臨床 2005; 38(6), 639-651.

[11] Dylina TJ. Contour determination for ovate pontics. J Prosthet Dent 1999 Aug; 82(2): 136-142.

[12] Orsini G, Murmura G, Artese L, Piattelli A, Piccirilli M, Caputi S. Tissue healing under provisional restorations with ovate pontics: a pilot human histological study. J Prosthet Dent 2006; 96(4): 252-257.

[13] Zitzmann NU, Marinello CP, Berglundh T. The ovate pontic design: a histologic observation in humans. J Prosthet Dent 2002; 88(4): 375-380.

卵圆形桥体修复病例

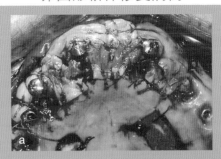
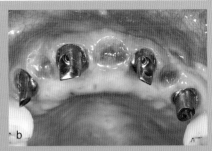

图3-1-3a 种植二期手术，大范围结合组织移植并行牙槽嵴再建术。

图3-1-3b 尽管做了牙槽嵴再建术，但软组织的吸收导致软组织较薄。

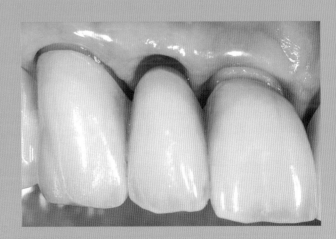

图3-1-3c 进行妥协性的卵圆形桥体修复处理。（陶瓷：森田诚）

改良卵圆形桥体窝的形成

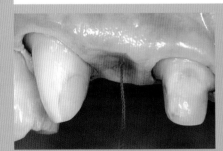
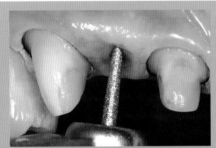
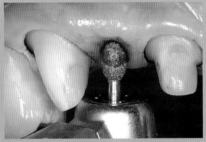

图3-1-4a 首先进行桥体基底面厚度的测量。

图3-1-4b 用圆形肩台车针从桥体基底面的唇侧边缘向根方削磨牙龈。

图3-1-4c 橄榄球形车针自基底面中央部削磨，舌侧牙槽嵴黏膜保留约1mm厚度、嵌入深度约2mm进行磨除。

图3-1-4d 桥体部的放大照片。

依据桥体基底面形态制作工作模型
Manufacturing Working Model Corresponding to the Alveolar Mucosa under Provisional Ovate Pontic

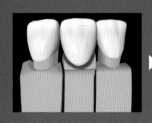 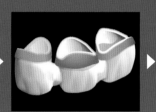 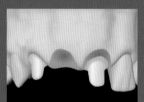 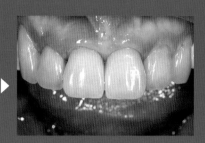

1. 在缺损的牙槽嵴模型上复原桥体基底面形态

临时修复体的桥体基底面形态调整完成后，该形态要转移到瓷修复体。齿科技师在制作桥体基底面形态时，依据自身的经验和知识修整模型上的缺损牙槽嵴，使桥体基底面嵌入。经验和知识的不同会导致修复体的桥体基底面形态的差异。因此，技师制作时要有明确的指标，不依赖直觉，掌握依据桥体基底面形态高度复原性的修复体制作方法是必要的。

所以，调整完成的临时修复体的桥体基底面形态必须在工作模型上完全表达复原。齿科技师不依赖直觉和想象，依据复原的桥体基底面形态转移到瓷修复体。结果上，能根据调整后的临时修复桥体基底面的形态，使最终修复体戴入后仍能维持龈缘和龈乳头的形态，并且要满足患者的个性需求而创造性地制作修复体的外形和颜色。

以下，即对制作的程序加以阐述[1]。制作过程分椅旁部分（图3-2-1～图3-2-4）和技工室部分（图3-2-5），将按顺序分别说明。

成功的关键点

1. 桥体基底面制取印模的时候，临时修复体不要在代型模型上发生浮动。
2. 附着蜡的内冠制取印模时，内冠在基牙上不能有浮动。

椅旁的操作流程①

01

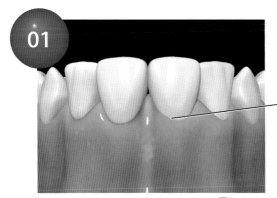

临时修复体调整完成时的状态。

图3-2-1a

02

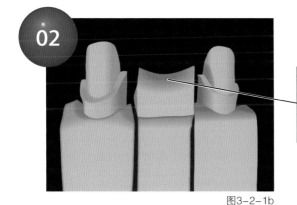

临时修复体调整时使用的销钉模型。与桥体基底面接触的缺损部分牙槽嵴用碳钢车针调磨。

图3-2-1b

03

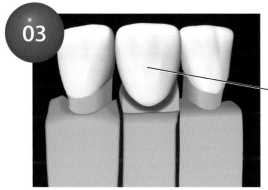

之后，将临时修复体装入此模型。桥体基底面与牙槽嵴之间有一定间隙存在。在放大视野下确认并调整2个基牙代型和临时修复体边缘的密合度。

图3-2-1c

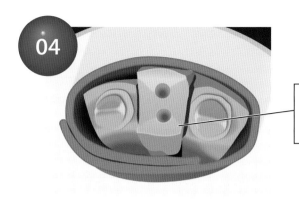

04

用蜡片（Paraffin wax）包裹住模型，不要影响龈缘下外形和桥体基底面的印模。

图3-2-1d

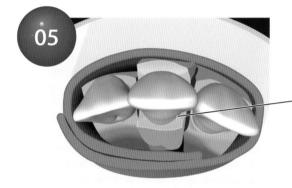

05

临时修复体装入。

图3-2-1e

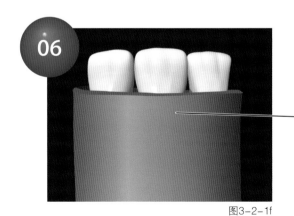

06

蜡片包裹后，进行桥体基底面的取模。

图3-2-1f

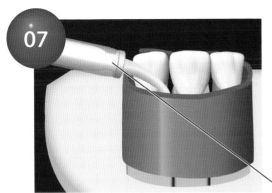

图3-2-1g

在空隙里注入印膜材料，制取龈缘下形态和桥体基底面的印模。

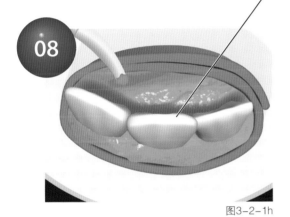

图3-2-1h

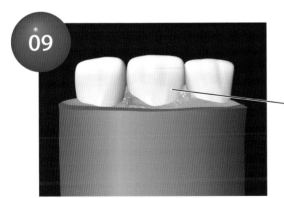

图3-2-1i

印膜材料固化后，临时修复体从销钉模型上取下，返回口腔内临时粘接。

✂要点

临时修复体在基牙代型上不能浮动，要紧密贴合。

椅旁的操作流程②

01

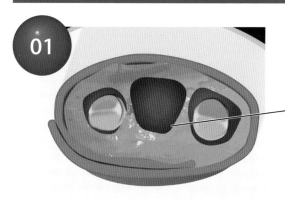

龈缘上的多余印膜材料用刀片修整掉。

图3-2-2a

02

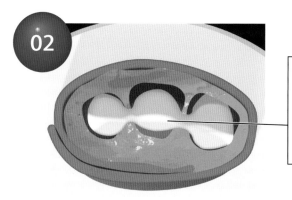

图示为用图3-1-1c的印模灌注制作的标准模型，用牙列模型制作的最终修复体的内冠（Pick up印模法中内冠的材质是树脂或金属均可）安装在销钉模型上。

图3-2-2b

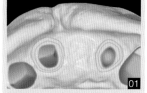

图3-1-1c中的印模。

03

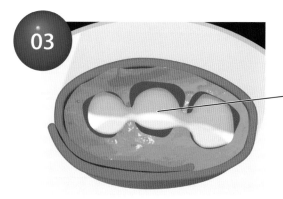

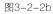

内冠和印模之间注入熔化的嵌体蜡（Carving wax），蜡熔附在内冠上。

图3-2-2c

04

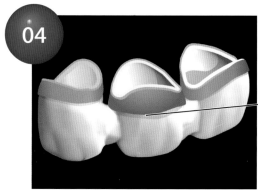

通过熔附的蜡来再现龈缘下和桥体基底面的形态。

图3-2-2d

椅旁的操作流程③

01

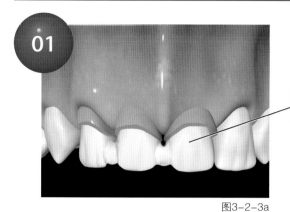

图3-2-3a

附着蜡的内冠装入口内基牙上。

避免印膜材料进入内冠和基牙之间，可涂布凡士林。

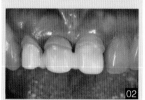

内冠装入时状态。

02

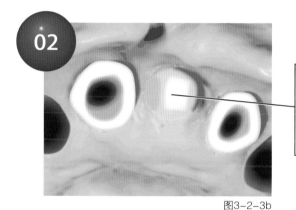

图3-2-3b

此次取模的目的是把调整后的临时修复体的龈缘下形态和桥体基底面形态复制到工作模型，以获得严密复原最终咬合关系的牙列模型。

椅旁的操作流程④

01

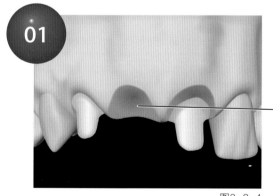

图3-2-4

图3-2-3b中所示的内冠内面涂布分离剂，树脂代型装入固定后，注入石膏或环氧树脂（Epoxy resin）制作工作模型。调整后的桥体基底面形态在此工作模型上得到再现。在此工作模型上，在内冠上堆砌瓷粉（也可以对一部分瓷块采用熔化压铸工艺），调整后的桥体基底面形态成功复制成瓷修复体。

参考文献
[1] 木林博之. 審美修復における欠損部歯槽堤への対応を検証する 第1回：考慮すべき事項とポンティック. the Quintessence 2013; 32(10): 2013-2159.

复制基底面形态的工作模型

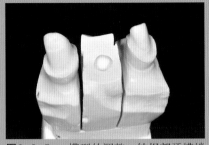

图3-2-5a 模型的调整。缺损部牙槽嵴与桥体基底面不接触，为确保印膜材料能进入间隙，在牙槽嵴上做一窝洞。

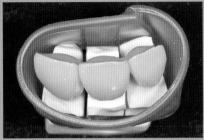

图3-2-5b 临时修复体装入代型模型。确保冠的边缘完全密贴。用蜡片包裹。

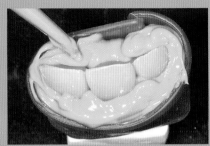

图3-2-5c 印膜材料注入空隙内。

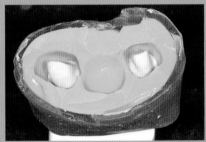

图3-2-5d 临时修复体从代型上取下时的状态。

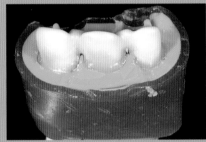

图3-2-5e 预先制作的二氧化锆内冠装在代型上，内冠和印膜材料之间的空隙注入熔化的蜡。

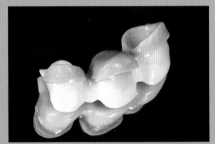

图3-2-5f 临时修复体的桥体基底面和冠的龈缘下形态得到复制再现。

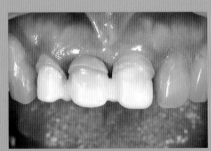

图3-2-5g 附着蜡的内冠装在口内基牙上。

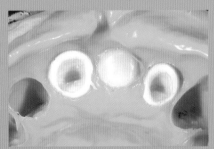

图3-2-5h 内冠的Pick up印膜。

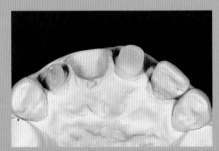

图3-2-5i 石膏注入印膜内制作工作模型。工作模型的咬合面观。用此工作模型完成制作瓷修复体。

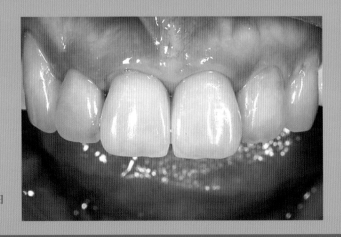

图3-2-5j 最终修复体戴入后的唇面观。（Thermist技工室：森田诚）

第4章 整形外科与种植修复治疗

Plastic Surgery and
Implant Prosthesis

种植体周围组织考量下的前牙审美区域的修复体设计

Design of Anterior Superstructure with Consideration for Peri-implant Tissue

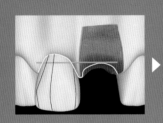 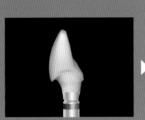 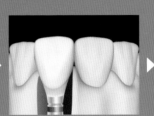 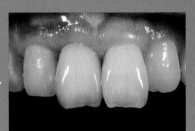

1. 通过种植修复治疗满足前牙区审美需求

满足种植治疗的审美需求，包括牙冠和牙龈的审美需求。种植体周围组织的整形外科可实现审美性的提高和组织的稳定性。

因为和天然牙的生物学特性不同，种植体周围的软组织要有充足的厚度[1-4]。种植袖口形态对术中、术后组织的稳定性产生很大的影响。种植体周围组织和天然牙比较，附着能力弱、血供量少，代谢功能和抗感染能力差[5]。外部因素（过度的机械压力或种植体周围炎等）的影响使维持种植体周围组织的健康状态较困难。因此，从修复的观点看，要优先考虑利于周围组织稳定的修复体的外形设计。本章节，讨论前牙区种植体周围组织的稳定性和审美考量的修复处理（图4-1-1~图4-1-3）。

成功的关键点

1. 外科手术后的愈合过程中，确认周围组织的稳定性及确定进行修复的时机。

2. 周围软组织厚度的确保和条件的判别。

3. 上部结构的构成选择（Component selection）。

前牙修复体的设计

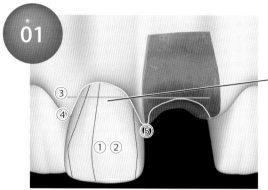

单颗前牙的种植修复，首先要明确修复的条件。确认目标天然牙的条件：①牙冠形态；②牙冠大小；③牙龈水平；④龈缘形态；⑤龈乳头高度等。作为牙冠和牙龈的审美指标。

图4-1-1a

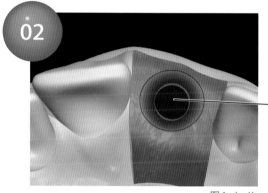

从切缘方向观察确认：①龈缘的位置；②龈缘的形态；③唇侧牙龈的厚度；④龈乳头唇舌侧的组织量；⑤种植体植入的深度等。同时确认种植体的连接方式是必要的。

图4-1-1b

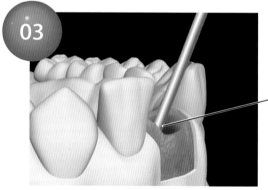

植入角度的确认。修复体的固位方式的确定与种植体的近远中、颊舌向的位置关系和咬合关系有关。

图4-1-1c

❒袖口的直径

现在，能修正袖口角度的CAD/CAM系统已问世，修正量加大则袖口的直径也变大。为此，要考虑到牙冠直径的构造力学，前牙修正量过大，反而会给审美性恢复带来困难，所以要注意合适的选择。

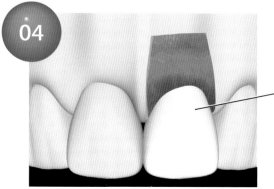

牙冠外形的恢复。牙冠外形的恢复必须尽可能恢复理想的龈缘形态。特别是，唇侧面的近中、中央、远中龈缘，以及邻面和邻牙与龈乳头的距离对等，牙龈袖口周长的确定。

图4-1-1d

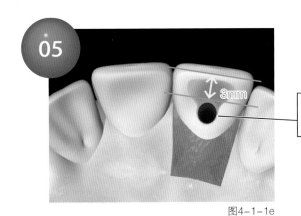

随着切缘位置的确定，螺丝孔的唇舌向距离也可确定。

图4-1-1e

⊠审美性复原障碍产生的可能性

①切缘必须覆盖瓷；②自切缘到螺丝孔有3mm距离；③切缘的厚度低于2mm，会导致强度不足，审美性的障碍。

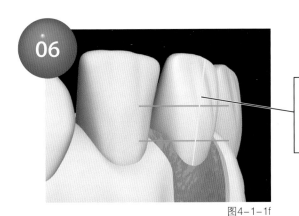

唇侧轴面形态的完成。临床牙冠形态以天然牙的外形轮廓为引导，并调整成自洁性好的形态。

图4-1-1f

循证证据

审美区域种植治疗中临时修复的重要性

治疗结束1年后PES和WES的审美性评价[4]

	使用临时修复体		未使用临时修复体		
	平均	中间值	平均	中间值	P值*
PES值	8.7	9	4.9	5.5	0.0001
WES值	8	9	5.6	7	0.0036

　　种植治疗中，临时修复不仅能暂时恢复功能和审美性，而且对改善种植体周围软组织的形态、诱导最终修复体的形态有重要意义[1]。

　　拔牙即刻种植同时进行即刻临时修复，牙龈袖口会依据临时修复体的外形进行愈合，有利于审美性的恢复[2]。一方面，2次法在二期手术时装入预成的圆形愈合基台，软组织愈合后，形态改善的余地仍然充分被报告[3]。使用预成的愈合基台待袖口愈合后，用临时修复体诱导软组织的形态和不

使用临时修复体诱导，两者最终修复的审美性评价的随机对照试验中，对于是否使用临时修复不知情的评价者报告：治疗完成1年后，使用临时修复的组，PES值（Pink esthetic score）、WES值（White esthetic score）均高于未使用组[4]。

　　因此，二期手术后，笔者积极地进行临时修复治疗，并且必要时并用外科处理。

[1] Martin WC, Pollini A, Morton D. The influence of restorative procedures on esthetic outcomes in implant dentistry: a systematic review. Int J Oral Maxillofac Implants. 2014; 29 Suppl: 142-154.

[2] Tarnow DP, Chu SJ, Salama MA, Stappert CF, Salama H, Garber DA, Sarnachiaro GO, Sarnachiaro E, Gotta SL, Saito H. Flapless postextraction socket implant placement in the esthetic zone: part 1. The effect of bone grafting and/or provisional restoration on facial-palatal ridge dimensional change-a retrospective cohort study. Int J Periodontics Restorative Dent. 2014; 34(3): 323-331.

[3] Wittneben JG, Brägger U, Buser D, Joda T. Volumetric Calculation of Supraimplant Submergence Profile After Soft Tissue Conditioning with a Provisional Restoration. Int J Periodontics Restorative Dent. 2016; 36(6): 785-790.

[4] Furze D, Byrne A, Alam S, Wittneben JG. Esthetic Outcome of Implant Supported Crowns With and Without Peri-Implant Conditioning Using Provisional Fixed Prosthesis: A Randomized Controlled Clinical Trial. Clin Implant Dent Relat Res. 2016; 18(6): 1153-1162.

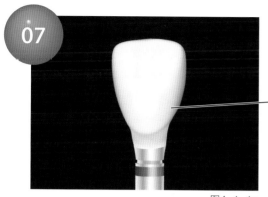

07

修复体卸下，确认种植体平台上方的垂直距离。特别是邻面的龈缘下外形，必须通过X线片等方法了解相邻骨的形态和高度。此时，天然牙的邻牙、种植牙、桥体的外形设计等多少都存在差异。

图4-1-1g

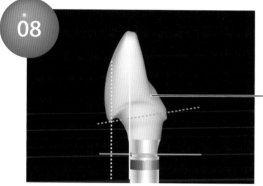

08

从邻面观察确认从龈缘到种植体平台的垂直向和水平向的距离。

图4-1-1h

⊠要点

特别是唇侧的外形要与周围软组织的厚度相协调，维持厚度的同时恢复理想的临床牙冠形态是关键点。

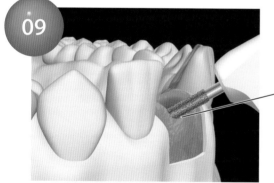

09

根据预先设计好的龈缘下形态，对模型义龈的内缘进行调磨修整。调整到最终设计的龈缘的内侧下方约1.5mm处。

图4-1-1i

⊠要点

龈乳头的轮廓起始位置，当邻牙是天然牙时，设计在龈乳头下1.5mm；是种植牙时，设计在龈乳头下2mm位置。把握邻近骨的高度的同时进行修整。

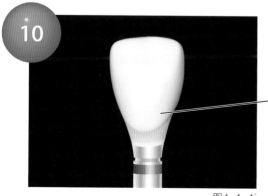

10

邻面外形的完成。龈乳头下的近远中、唇舌向的组织厚度是龈乳头构成的基础。为此，从种植体平台开始部分的形态可设计成近乎直立的外形。

图4-1-1j

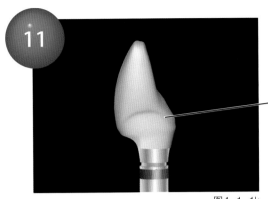

完成的唇侧面外形。从唇侧龈缘下1.5mm开始调整临床牙冠的外形。

图4-1-1k

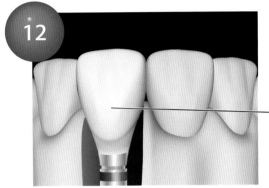

龈缘下的外形完成后，确认与邻牙的距离，种植修复体与周围软组织的协调性，进行初步的审美性评价。

图4-1-1l

要点

为了不压迫周围软组织，确保连接转角部位的软组织受到保护，种植体颈部平台起始部位设计为近乎垂直的形态。

参考文献

[1] Chang M, Wennström JL, Odman P, Andersson B. Implant supported single-tooth replacements compared to contralateral natural teeth. Crown and soft tissue dimensions. Clin Oral Implants Res 1999; 10(3): 185-194.

[2] 上野大輔，川崎文嗣，森田雅之，小林真理子，三宅一永，池谷俊和，佐藤順一，新井高．インプラントプラットフォームを基準とした周囲軟組織の形態的評価．日口腔インプラント誌 2006; 22(2): 45-50.

[3] 野澤健，榎本紘昭，鶴巻春三，倉嶋敏明，杉山貴彦，渡邉文彦，

伊藤公一．生物学的比率の概念に基づくインプラント周囲組織のマネージメント：長期臨床データから導き出した予知性向上への提言．Quint DENT Implantology 2006; 13(2): 11-17.

[4] Nozawa T, Enomoto H, Tsurumaki S, Ito K. Biologic height-width ratio of the buccal supra-implant mucosa. Eur J Esthet Dent 2006; 1(3): 208-214.

[5] Patrick Palacci, Ingvar Ericsson（編）．村上 斎（訳）．インプラント審美歯科　軟組織と硬組織のマネジメント．東京：クインテッセンス出版，2002.

针对种植体周围软组织的前牙上部结构设计

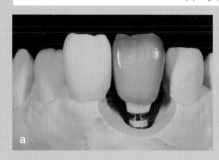

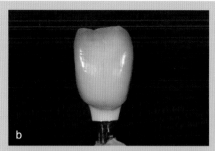

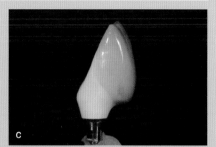

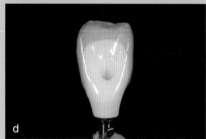

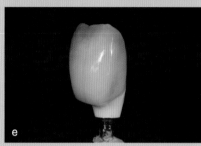

图4-1-2a～e　完成后的种植上部结构。唇侧软组织的厚度确保的同时，恢复临床牙冠的形态。依据种植体平台到游离龈边缘的水平向距离，期待能够维持术后组织的稳定性。

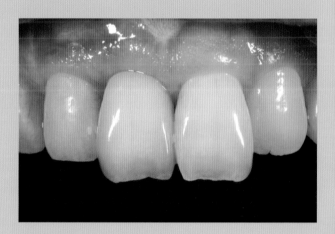

图4-1-2f　最终修复体戴入后。拔牙后大范围吸收的唇侧组织，通过硬软组织增量手术和修复体设计实现最低限度损失的控制。

临床应用

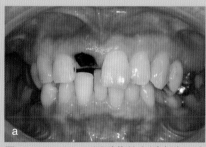

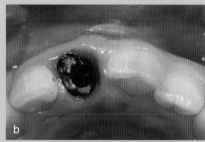

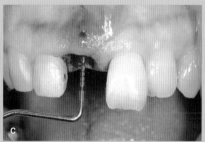

图4-1-3a～c　11冠脱落的主诉来院。诊断牙根折裂而拔除。牙周探针探及唇侧骨壁大部分吸收，不可能在拔牙后4～8周进行早期种植体植入。

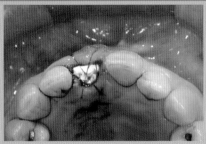

图4-1-3d 使用DBBM（Demineralized bovine bone matrix）：人工骨填料（Bio-Oss®）和d-PTFE非吸收性膜（Cytoplast®）行牙槽嵴保存术。

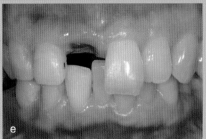

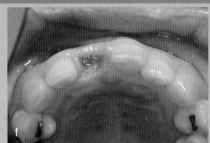

图4-1-3e、f 牙槽嵴保存术后6个月，咬合面和唇面观。牙槽嵴的吸收一定程度得到抑制。

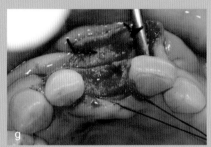

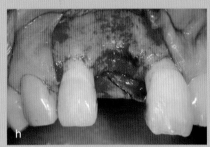

图4-1-3g、h 种植体植入时。牙槽嵴保存术后，单纯满足种植体植入的硬组织存在，但要满足审美修复需求，追加硬组织增量术是必要的。

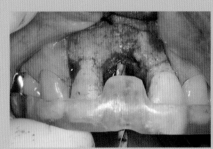

图4-1-3i 使用外科导板，保证种植体植入在理想的三维位置。

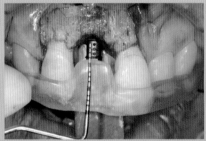

图4-1-3j 植入深度为最终修复体的龈缘下4mm处。

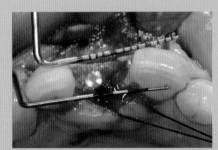

图4-1-3k 植入位点在牙槽骨基底结节部，植入方向以切缘为参考勿向唇侧倾斜。

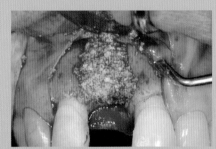

图4-1-3l 植入DBBM进行水平向硬组织增量。

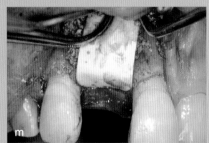

图4-1-3m、n DBBM上方覆盖吸收性生物膜（Bio-Gide®），在其上再覆盖结合组织移植瓣，对软组织进行垂直向增量。

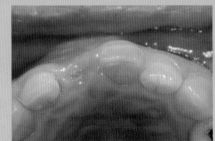

图4-1-3o 术后6周时的咬合面观。受水平褥式缝合的影响，牙槽嵴有水平向吸收，二期手术时追加水平向增量术是必要的。

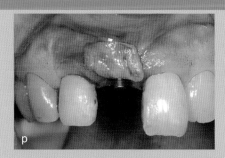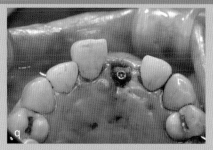

图4-1-3p、q　唇侧的丰满度不足，从腭侧黏膜采取的结合组织移植瓣插入唇侧瓣内，固定。

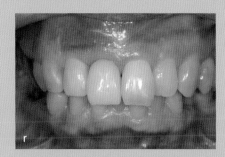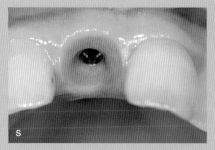

图4-1-3r、s　临时牙冠进行龈下形态调整，构建审美性的牙颈线。拔牙后行牙槽嵴保存术，硬软组织增量确保了种植体的唇侧有充足厚度的组织。组织厚度是维持牙颈线的审美性的关键。

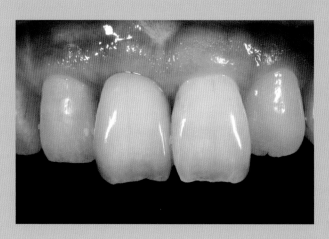

图4-1-3t　完整体现临时修复体的龈下形态效果的最终修复体戴入后的状态。

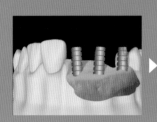 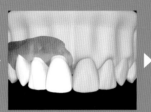 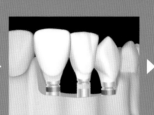 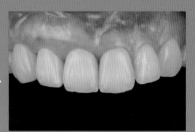

1. 临时修复治疗的应用

要实现最佳的种植治疗，最终牙冠外形的设计自上而下地实现，理想的植入位置和缜密的治疗计划必不可少。其中，牙的缺失导致的组织吸收要控制在最低限度，以低侵袭性的方法进行组织再建是重要的课题。

再者，种植体周围软组织的维护受修复体的外形和生物相容性的很大影响，外科处理后完美地转移到修复治疗也很重要。临时修复治疗的目的主要是审美性和功能的恢复及袖口的形成，这里介绍作为种植体周围软组织理想形态的设计模板，用来指导种植整形外科手术的应用方法（图4-2-1，图4-2-2）。

成功的关键点

1. 对修复治疗前外科操作有把握，对治疗步骤有合理计划。

2. 整形外科手术治疗中，增量手术后组织的愈合情况要仔细观察。

3. 椅旁治疗结合最终的治疗计划，做好种植体周围软组织的修复体维护。

临时修复治疗的应用

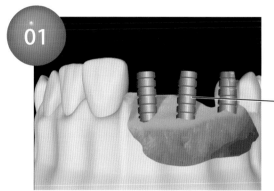

戴入临时基台，确认种植体的位置。然后准备软组织增量手术，掌握牙龈的不足量，并设计理想的牙冠形态。

图4-2-1a

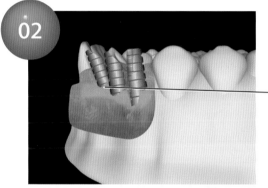

特别是，唇侧牙龈量的缺如对审美恢复有很大影响，临时修复体要能准确地表达牙冠萌出位置。

图4-2-1b

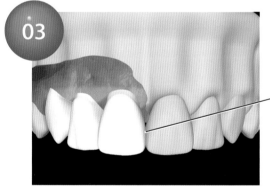

牙冠外形要左右对称，但增量手术后软组织会退缩，在牙龈水平的设计时要加以注意。因此，在注意周围软组织的厚度的同时，把牙龈水平设计在最终龈缘冠方1mm的位置。

图4-2-1c

✖牙龈的不足量

首先，有必要依据牙龈的审美标准对现有的条件进行评价。虽然要重视与对侧天然牙的周围组织左右对称，但更加影响种植修复治疗（缺损处的修复）的难易度的是唇侧水平向的吸收程度。这对种植上部结构的唇（颊）侧轴面形态有很大影响，不仅对审美性，对清扫性都造成不良影响。为了了解牙龈的不足量，可模拟理想的牙冠形态，考虑适合的外科处理方法，并分析总结临床的容许范围。对侧及多颗牙缺失的情况同样，先设计理想的牙冠形态，最终与牙龈形态相协调，满足审美的标准需求是必要的。

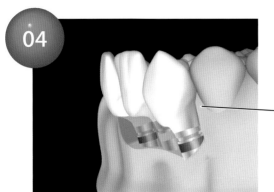

04

考虑软组织的厚度和移植的结合组织的配置，唇侧的外形设计为近乎直立的形态。增量的软组织的愈合过程决定愈合后牙龈的形态，因此临时修复体必须进行缜密的设计。

图4-2-1d

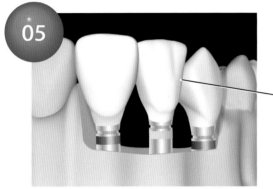

05

不要对龈乳头施加不必要的压力，注意和牙冠的距离，邻面接触点稍微设定在高的位置，确保容纳龈乳头的空间，促进其生长。

图4-2-1e

◢唇侧软组织

唇侧软组织的厚度是决定牙龈高度的要素，牙龈的抵抗力高，周围组织的稳定性就高。

循证证据

软组织的审美和基台的材料、形态

牙龈的厚度
■ : 1.5mm
■ : 2.0mm
■ : 3.0mm

可以辨识

肉眼可辨识色调变化

无法辨识

ΔE

Ti　Ti-V　ZrO　ZrO-V

　　软组织的审美评价，除了形态，色调也是重要的因素之一。软组织的色调不仅是自身的色调，袖口基台的色调也有很大影响，软组织的厚度不足即会产生审美的问题。在猪的实验中证明，二氧化锆基台，软组织厚度有2mm则软组织表面色调无变化；钛基台的金属色的遮断，软组织厚度有3mm是必要的[1]。二氧化锆、钛等不同材料基台对软组织色调影响的比较研究显示，无论何种材料，色调的变化均难以避免，但二氧化锆基台是影响最少的[2]。

　　因此，从审美的观点看，如果软组织较薄应推荐使用二氧化锆基台。关于基台的形态设计，薄龈型唇侧软组织上避免过度的压力引起退缩，多设计平坦（Flat）或凹面（Concave）形态，唇侧软组织的垂直向稳定性较高[3]。另一方面，过度的凹面（Concave）形态导致基台自身的机械强度不足。若是粘接固位时，粘接剂残留的风险较高，适度的注意是必要的[4]。

[1] Jung RE, Sailer I, Hämmerle CH, Attin T, Schmidlin P. In vitro color changes of soft tissues caused by restorative materials. Int J Periodontics Restorative Dent 2007; 27(3): 251-257.

[2] Bressan E, Paniz G, Lops D, Corazza B, Romeo E, Favero G. Influence of abutment material on the gingival color of implant-supported all-ceramic restorations: a prospective multicenter study. Clin Oral Implants Res 2011; 22: 631-637.

[3] Rompen E, Raepsaet N, Domken O, Touati B, Van Dooren E. Soft tissue stability at the facial aspect of gingivally converging abutments in the esthetic zone: a pilot clinical study. J Prosthet Dent 2007; 97(6 Suppl): S119-125.

[4] Sancho-Puchades M, Crameri D, Özcan M, Sailer I, Jung RE, Hämmerle CHF, Thoma DS. The influence of the emergence profile on the amount of undetected cement excess after delivery of cement-retained implant reconstructions. Clin Oral Implants Res 2017; 28(12): 1515-1522.

临时修复治疗时的牙龈增生

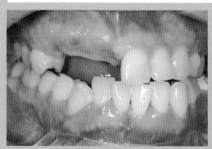

图4-2-2a 因外伤致13、12、11缺失，这是较为少见的病例。若选择理想位置种植，则水平向和垂直向的骨量均不足。

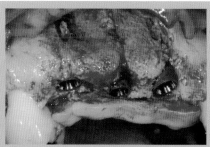

图4-2-2b 在理想的位置植入种植体，但水平向和垂直向的骨量不足。

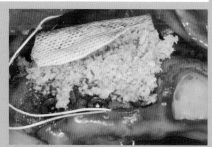

图4-2-2c 自体骨混合人工骨填料植入，d-PTFE膜覆盖，膜钉固定。

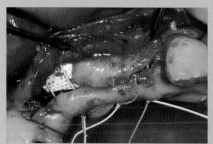

图4-2-2d 腭侧黏膜采取的上皮下结合组织移植，缝合固定。

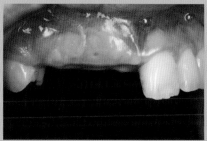

图4-2-2e 二期手术前的唇面观。垂直向的组织量很充足。

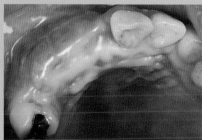

图4-2-2f 二期手术前的咬合面观。水平向组织量也很理想。

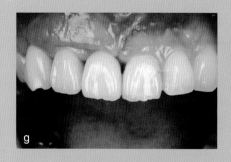

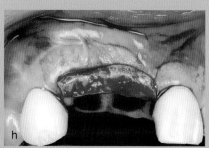

图4-2-2g 初始临时牙冠戴入时的唇面观。11近远中的龈乳头缺如，唇侧软组织量不足。

图4-2-2h 临时牙冠卸下，12、11的唇侧使用不翻瓣技术移植上皮下结合组织。

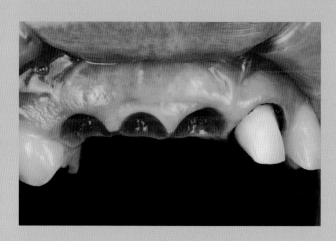

图4-2-2i 最终修复体戴入时的种植体周围组织的状态。虽然是连续3颗种植体相邻，但组织的构建形态比较理想。

临时修复治疗时的牙龈增生

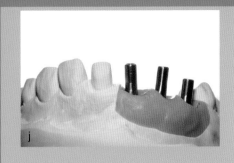
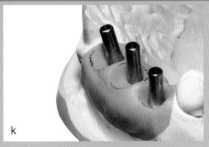

图4-2-2j　软组织增量后的牙槽嵴状态。临时牙冠戴入后观察6个月以上，直到移植部位的愈合稳定后，向最终修复转移。12、11设计为螺丝固位，13为粘接固位。

图4-2-2k　垂直向和水平向的组织量均得到增加。这不仅改善了修复条件，而且促进种植体周围组织的长期稳定，是获得永久性审美结果的修复前治疗。

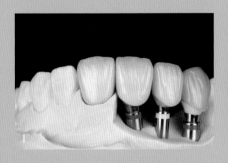
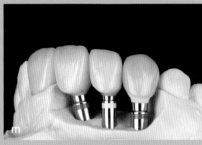

图4-2-2l　完成后的最终修复体。临时牙冠诱导形成的软组织形态得到完整的复原。

图4-2-2m　龈乳头重建后，用临时牙冠进行诱导并等待愈合，设计最终的邻面接触面。

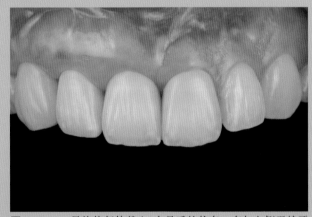
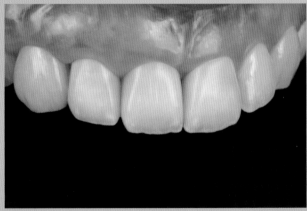

图4-2-2n　最终修复体戴入7个月后的状态。有与左侧天然牙基本同样的审美性表现。组织的量也十分充足。这是软组织的外科处理带来的良好效果。

图4-2-2o　侧面观。从抑制长期吸收的观点，应使种植牙处于邻接关系，尽量避免桥体的使用。种植体周围组织量能否长期维持仍然需要长期观察。

参考文献总览

A List of References

第1章第1节

[1] Zucchelli G, Mounssif I. Periodontal plastic surgery. Periodontol 2000 2015; 68(1): 333-368.

[2] Cairo F, Nieri M, Pagliaro U. Efficacy of periodontal plastic surgery procedures in the treatment of localized facial gingival recessions. A systematic review. J Clin Periodontol 2014; 41 Suppl 15: S44-62.

[3] Kazor CE, Al-Shammari K, Sarment DP, Misch CE, Wang HL. Implant plastic surgery: a review and rationale. J Oral Implantol 2004; 30(4): 240-254.

[4] Thoma DS, Buranawat B, Hämmerle CH, Held U, Jung RE. Efficacy of soft tissue augmentation around dental implants and in partially edentulous areas: a systematic review. J Clin Periodontol 2014; 41 Suppl 15: S77-91.

[5] Nozawa T, Enomoto H, Tsurumaki S, Ito K. Biologic height width ratio of the buccal supra-implant mucosa. Eur J Esthet Dent 2006; 1(3): 208-214.

[6] Wennström JL. Mucogingival considerations in orthodontic treatment. Semin Orthod 1996; 2(1): 46-54.

[7] Thoma DS, Buranawat B, Hämmerle CH, Held U, Jung RE. Efficacy of soft tissue augmentation around dental implants and in partially edentulous areas: a systematic review. J Clin Periodontol 2014; 41 Suppl 15: S77-91.

[8] Berglundh T, Lindhe J, Ericsson I, Marinello CP, Liljenberg B, Thomsen P. The soft tissue barrier at implants and teeth. Clin Oral Implants Res 1991; 2(2): 81-90.

[9] Berglundh T, Lindhe J, Jonsson K, Ericsson I. The topography of the vascular systems in the periodontal and peri-implant tissues in the dog. J Clin Periodontol 1994; 21(3): 189-193.

[10] Shimono M, Ishikawa T, Enokiya Y, Muramatsu T, Matsuzaka K, Inoue T, Abiko Y, Yamaza T, Kido MA, Tanaka T, Hashimoto S. Biological characteristics of the junctional epithelium. J Electron Microsc (Tokyo) 2003; 52(6): 627-639.

[11] Avery JK. 第 9 章歯周組織の組織学：歯槽骨，セメント質，歯根膜（歯周靭帯）. In: Avery JK（編）. 寺木良巳，相山誉夫，加賀山学（訳）. Avery 口腔組織・発生学 第 2 版. 東京：医歯薬出版，1999.

[12] O'Neal RB, Edge MJ. 第 10 章骨内インプラントの組織学. In: Avery JK（編）. 寺木良巳，相山誉夫，加賀山学（訳）. Avery 口腔組織・発生学 第 2 版. 東京：医歯薬出版，1999.

[13] Degidi M, Piattelli A, Scarano A, Shibli JA, Iezzi G. Peri-implant collagen fibers around human cone Morse connection implants under polarized light: a report of three cases. Int J Periodontics Restorative Dent 2012; 32(3): 323-328.

[14] Schupbach P, Glauser R. The defense architecture of the human periimplant mucosa: a histological study. J Prosthet Dent 2007; 97(6 Suppl): S15-25.

[15] Ikeda H, Shiraiwa M, Yamaza T, Yoshinari M, Kido MA, Ayukawa Y, Inoue T, Koyano K, Tanaka T. Difference in penetration of horseradish peroxidase tracer as a foreign substance into the peri-implant or junctional epithelium of rat gingivae. Clin Oral Implants Res 2002; 13(3): 243-251.

[16] Shimono M, Ishikawa T, Enokiya Y, Muramatsu T, Matsuzaka K, Inoue T, Abiko Y, Yamaza T, Kido MA, Tanaka T, Hashimoto S. Biological characteristics of the junctional epithelium. J Electron Microsc (Tokyo) 2003; 52(6): 627-639.

[17] Sukekava F, Pannuti CM, Lima LA, Tormena M, Araújo MG. Dynamics of soft tissue healing at implants and teeth: a study in a dog model. Clin Oral Implants Res 2016; 27(5): 545-552.

[18] Wennström JL. Semin Orthod. Mucogingival considerations in orthodontic treatment. 1996; 2(1): 46-54.

[19] Nozawa T, Enomoto H, Tsurumaki S, Ito K. Biologic height-width ratio of the buccal supra-implant mucosa. Eur J Esthet Dent 2006; 1(3): 208-214.

[20] Ericsson I, Berglundh T, Marinello C, Liljenberg B, Lindhe J. Long-standing plaque and gingivitis at implants and teeth in the dog. Clin Oral Implants Res 1992; 3(3): 99-103.

[21] Schüpbach P. The peri-implant mucosa – sanguine dreams and harsh reality. International Dentistry African Edition 2013; 3(5): 52-54.

[22] Sukekava F, Pannuti CM, Lima LA, Tormena M, Araújo MG. Dynamics of soft tissue healing at implants and teeth: a study in a dog model. Clin Oral Implants Res 2016; 27(5): 545-552.

[23] 中田光太郎，木林博之（監著）. 岡田素平太，奥野幾久，小田師巳，尾野誠，園山亘，都築優治，山羽徹（著）. エビデンスに基づいたペリオドンタルプラスティックサージェリー イラストで見る拡大視野での臨床テクニック. 東京：クインテッセンス出版，2016.

第1章第2节

[1] Proceedings of the 1996 World Workshop in Periodontics. Lansdowne, Virginia, July 13-17, 1996. Ann Periodontol 1996; 1(1): 1-947.

[2] 小野善弘，宮本泰和，浦野智，松井徳雄，佐々木猛（著）. コンセプトをもった予知性の高い歯周外科処置 改訂第 2 版. 東京：クインテッセンス出版，2013.

[3] Kazor CE, Al-Shammari K, Sarment DP, Misch CE, Wang HL. Implant plastic surgery: a review and rationale. J Oral Implantol 2004; 30(4): 240-254.

[4] Thoma DS, Buranawat B, Hämmerle CH, Held U, Jung RE. Efficacy of soft tissue augmentation around dental implants and in partially edentulous areas: a systematic review. J Clin Periodontol 2014; 41 Suppl 15: S77-91.

[5] Karthikeyan BV, Khanna D, Chowdhary KY, Prabhuji ML. The versatile subepithelial connective tissue graft: a literature update. Gen Dent 2016; 64(6): e28-e33.

[6] Bianchi AE, Sanfilippo F. Single-tooth replacement by immediate implant and connective tissue graft: a 1-9-year clinical evaluation. Clin Oral Implants Res 2004; 15(3): 269-277.

[7] Grunder U. Crestal ridge width changes when placing implants at the time of tooth extraction with and without soft tissue augmentation after a healing period of 6 months: report of 24 consecutive cases. Int J Periodontics Restorative Dent 2011; 31(1): 9-17.

[8] Rungcharassaeng K, Kan JY, Yoshino S, Morimoto T, Zimmerman G. Immediate implant placement and provisionalization with and without a connective tissue graft: an analysis of facial gingival tissue thickness. Int J Periodontics Restorative Dent 2012; 32(6): 657-663.

[9] Redemagni M, Cremonesi S, Garlini G, Maiorana C. Soft tissue stability with immediate implants and concave abutments. Eur J Esthet Dent 2009; 4(4): 328-337.

[10] Chung S, Rungcharassaeng K, Kan JY, Roe P, Lozada JL. Immediate single tooth replacement with subepithelial connective tissue graft using platform switching implants: a case series. J Oral Implantol 2011; 37(5): 559-569.

[11] Schneider D, Grunder U, Ender A, Hämmerle CH, Jung RE. Volume gain and stability of peri-implant tissue following bone and soft tissue augmentation: 1-year results from a prospective cohort study. Clin Oral Implants Res 2011; 22(1): 28-37.

[12] Hürzeler MB, Weng D. Periimplant tissue management: optimal timing for an aesthetic result. Pract Periodontics Aesthet Dent 1996; 8(9): 857-869; quiz 869.

[13] Speroni S, Cicciu M, Maridati P, Grossi GB, Maiorana C. Clinical investigation of mucosal thickness stability after soft tissue grafting around implants: a 3-year retrospective study. Indian J Dent Res 2010; 21(4): 474-479.

[14] Eghbali A, De Bruyn H, Cosyn J, Kerckaert I, Van Hoof T. Ultrasonic Assessment of Mucosal Thickness around Implants: Validity, Reproducibility, and Stability of Connective Tissue Grafts at the Buccal Aspect. Clin Implant Dent Relat Res 2016; 18(1): 51-61.

[15] Burkhardt R, Joss A, Lang NP. Soft tissue dehiscence coverage around endosseous implants: a prospective cohort study. Clin Oral Implants Res 2008; 19(5): 451-457.

[16] Zucchelli G, Mazzotti C, Mounssif I, Mele M, Stefanini M, Montebugnoli L. A novel surgical-prosthetic approach for soft tissue dehiscence coverage around single implant. Clin Oral Implants Res 2013; 24(9): 957-962.

[17] Sicilia A, Quirynen M, Fontolliet A, Francisco H, Friedman A, Linkevicius T, Lutz R, Meijer HJ, Rompen E, Rotundo R, Schwarz F, Simion M, Teughels W, Wennerberg A, Zuhr O. Long-term stability of peri-implant tissues after bone or soft tissue augmentation. Effect of zirconia or titanium abutments on peri-implant soft tissues. Summary and consensus statements. The 4th EAO Consensus Conference 2015. Clin Oral Implants Res 2015; 26 Suppl 11: 148-152.

[18] Esposito M, Maghaireh H, Grusovin MG, Ziounas I, Worthington HV. Soft tissue management for dental implants: what are the most effective techniques? A Cochrane systematic review. Eur J Oral Implantol 2012; 5(3): 221-238.

[19] Rotundo R, Pagliaro U, Bendinelli E, Esposito M, Buti J. Long-term outcomes of soft tissue augmentation around dental implants on soft and hard tissue stability: a systematic review. Clin Oral Implants Res 2015; 26 Suppl 11: 123-138.

第2章第1节

循证证据　P23

[1] Jung RE, Siegenthaler DW, Hämmerle CH. Postextraction tissue management: a soft tissue punch technique. Int J Periodontics Restorative Dent 2004; 24(6): 545-553.

循证证据　P32

[1] Stimmelmayr M, Allen EP, Reichert TE, Iglhaut G. Use of a combination epithelized-subepithelial connective tissue graft for closure and soft tissue augmentation of an extraction site following ridge preservation or implant placement: description of a technique. Int J Periodontics Restorative Den. 2010; 30(4): 375-381.

第2章第2节

[1] Buser D, Chappuis V, Belser UC, Chen S. Implant placement post extraction in esthetic single tooth sites: when immediate, when early, when late? Periodontol 2000 2017; 73(1): 84-102.

[2] Chen ST, Beagle J, Jensen SS, Chiapasco M, Darby I. Consensus statements and recommended clinical procedures regarding surgical techniques. Int J Oral Maxillofac Implants 2009; 24 Suppl: 272-278.

循证证据　P44

[1] Tarnow DP, Chu SJ, Salama MA, Stappert CF, Salama H, Garber DA, Sarnachiaro GO, Sarnachiaro E, Gotta SL, Saito H. Flapless postextraction socket implant placement in the esthetic zone: part 1. The effect of bone grafting and/or provisional restoration on facial-palatal ridge dimensional change-a retrospective cohort study. Int J Periodontics Restorative Dent 2014; 34(3): 323-331.

[2] Chu SJ, Salama MA, Garber DA, Salama H, Sarnachiaro GO, Sarnachiaro E, Gotta SL, Reynolds MA, Saito H, Tarnow DP. Flapless Postextraction Socket Implant Placement, Part 2: The Effects of Bone Grafting and Provisional Restoration on Peri-implant Soft Tissue Height and Thickness- A Retrospective Study. Int J Periodontics Restorative Dent 2015; 35(6): 803-809.

[3] Arora H, Ivanovski S. Clinical and aesthetic outcomes of immediately placed single-tooth implants with immediate vs. delayed restoration in the anterior maxilla: A retrospective cohort study. Clin Oral Implants Res 2018; 29(3): 346-352.

[4] Khzam N, Arora H, Kim P, Fisher A, Mattheos N, Ivanovski S. Systematic Review of Soft Tissue Alterations and Esthetic Outcomes Following Immediate Implant Placement and Restoration of Single Implants in the Anterior Maxilla. J Periodontol 2015; 86(12): 1321-1330.

[5] 船登彰芳，石川知弘．連載 4-D コンセプトインプラントセラピー：その検証と進化 第 2 回　審美領域における歯槽堤保存の進化：Prosthetic socket sealing　と PET（partial extraction therapy）の応用．the Quintessence 2017; 36(8): 126-148.

循证证据　P50

[1] Roe P, Kan JY, Rungcharassaeng K, Caruso JM, Zimmerman G, Mesquida J. Horizontal and vertical dimensional changes of peri-implant facial bone following immediate placement and provisionalization of maxillary anterior single implants: a 1-year cone beam computed tomography study. Int J Oral Maxillofac Implants 2012; 27(2): 393-400.

[2] Kan JY, Rungcharassaeng K, Morimoto T, Lozada J. Facial gingival tissue stability after connective tissue graft with single immediate tooth replacement in the esthetic zone: consecutive case report. J Oral Maxillofac Surg 2009; 67(11 Suppl): 40-48.

[3] Yoshino S, Kan JY, Rungcharassaeng K, Roe P, Lozada JL. Effects of connective tissue grafting on the facial gingival level following single immediate implant placement and provisionalization in the esthetic zone: a 1-year randomized controlled prospective study. Int J Oral Maxillofac Implants 2014; 29(2): 432-440.

[4] van Nimwegen WG, Raghoebar GM, Zuiderveld EG, Jung RE, Meijer HJA, Mühlemann S. Immediate placement and provisionalization of implants in the aesthetic zone with or without a connective tissue graft: A 1-year randomized controlled trial and volumetric study. Clin Oral Implants Res 2018. doi: 10.1111/clr.13258. [Epub ahead of print]

循证证据　P57

[1] Lin CY, Chen Z, Pan WL, Wang HL. Impact of timing on soft tissue augmentation during implant treatment: A systematic review and meta-analysis. Clin Oral Implants Res 2018; 29(5): 508-521.

[2] Rojo E, Stroppa G, Sanz-Martin I, Gonzalez-Martín O, Alemany AS, Nart J. Soft tissue volume gain around dental implants using autogenous subepithelial connective tissue grafts harvested from the lateral palate or tuberosity area. A randomized controlled clinical study. J Clin Periodontol. 2018; 45(4): 495-503.

[3] Dellavia C, Ricci G, Pettinari L, Allievi C, Grizzi F, Gagliano N. Human palatal and tuberosity mucosa as donor sites for ridge augmentation. Int J Periodontics Restorative Dent 2014; 34(2): 179-186.

第2章第3节

[1] Grunder U, Gracis S, Capelli M. Influence of the 3-D bone-to-implant relationship on esthetics. Int J Periodontics Restorative Dent 2005; 25(2): 113-119.

[2] Chen SH, Chan HL, Lu Y, Ong SH, Wang HL, Ko EH, Chang PC. A Semi-automatic Algorithm for Preliminary Assessment of Labial Gingiva and Alveolar Bone Thickness of Maxillary Anterior Teeth. Int J Oral Maxillofac Implants 2017; 32(6): 1273-1280.

[3] Tan WL, Wong TL, Wong MC, Lang NP. A systematic review of post-extractional alveolar hard and soft tissue dimensional changes in humans. Clin Oral Implants Res 2012; 23 Suppl 5: 1-21.

[4] Buser D, Chen ST, Weber HP, Belser UC. Early implant placement following single-tooth extraction in the esthetic zone: biologic rationale and surgical procedures. Int J Periodontics Restorative Dent 2008; 28(5): 441-451.

[5] Buser D, Chappuis V, Bornstein MM, Wittneben JG, Frei M, Belser UC. Long-term stability of contour augmentation with early implant placement following single tooth extraction in the esthetic zone: a prospective, cross-sectional study in 41 patients with a 5- to 9-year follow-up. J Periodontol 2013; 84(11): 1517-1527.

[6] Merli M, Migani M, Esposito M. Vertical ridge augmentation with autogenous bone grafts: resorbable barriers supported by ostheosynthesis plates versus titanium-reinforced barriers. A preliminary report of a blinded, randomized controlled clinical trial. Int J Oral Maxillofac Implants 2007; 22(3): 373-382.

循证证据　P69

[1] Jensen SS, Terheyden H. Bone augmentation procedures in localized defects in the alveolar ridge: clinical results with different bone grafts and bone-substitute materials. Int J Oral Maxillofac Implants 2009;24 Suppl:218-236.

[2] Esposito M, Grusovin MG, Felice P, Karatzopoulos G, Worthington HV, Coulthard P. The efficacy of horizontal and vertical bone augmentation procedures for dental implants - a Cochrane systematic review. Eur J Oral Implantol 2009;2(3):167-184.

第2章第4节

[1] Seibert JS. Reconstruction of deformed, partially edentulous ridges, using full thickness onlay grafts. Part I. Technique and wound healing. Compend Contin Educ Dent 1983; 4(5): 437-453.

[2] Suzuki M, Ogata Y. Classification of single tooth edentulous ridges with augmentation recommendations for dental implant treatment. Journal of Implant and Advanced Clinical Dentistry 2009: 1(3): 55-61.

循证证据　P78

[1] Poskevicius L, Sidlauskas A, Galindo-Moreno P, Juodzbalys G. Dimensional soft tissue changes following soft tissue grafting in conjunction with implant placement or around present dental implants: a systematic review. Clin Oral Implants Res 2017; 28(1): 1-8.

[2] Akcalı A, Schneider D, Ünlü F, Bıcakcı N, Köse T, Hämmerle CH. Soft tissue augmentation of ridge defects in the maxillary anterior area using two different methods: a randomized controlled clinical trial. Clin Oral Implants Res 2015; 26(6): 688-695.

[3] Konstantinidis IK, Siormpas KD, Kontsiotou-Siormpa E, Mitsias ME, Kotsakis GA. Long-Term Esthetic Evaluation of the Roll Flap Technique in the Implant Rehabilitation of Patients with Agenesis of Maxillary Lateral Incisors: 10-Year Follow-Up. Int J Oral Maxillofac Implants 2016; 31(4): 820-826.

第2章第5节

[1] Belser UC, Grütter L, Vailati F, Bornstein MM, Weber HP, Buser D. Outcome evaluation of early placed maxillary anterior single-tooth implants using objective esthetic criteria: a cross-sectional, retrospective study in 45 patients with a 2- to 4-year follow-up using pink and white esthetic scores. J Periodontol 2009; 80(1): 140-151.

[2] Jung RE, Sailer I, Hämmerle CH, Attin T, Schmidlin P. In vitro color changes of soft tissues caused by restorative materials. Int J Periodontics Restorative Dent 2007; 27(3): 251-257.

[3] Nozawa T, Enomoto H, Tsurumaki S, Ito K. Biologic height-width ratio of the buccal supra-implant mucosa. Eur J Esthet Dent 2006; 1(3): 208-214.

[4] 中田光太郎, 木林博之 (監著). 岡田素平太, 奥野幾久, 小田師巳, 尾野　誠, 園山 亘, 都築 優治, 山羽　徹 (著). エビデンスに基づいたペリオドンタルプラスティックサージェリー　イラストで見る拡大視野での臨床テクニック. 東京: クインテッセンス出版, 2016.

[5] 中田光太郎. イラストで語るクリニカルテクニック: pedicle tunneling technique. the Quintessence 2009; 28(10): 3-5.

循证证据　P84

[1] Fürhauser R, Florescu D, Benesch T, Haas R, Mailath G, Watzek G. Evaluation of soft tissue around single-tooth implant crowns: the pink esthetic score. Clin Oral Implants Res 2005; 16(6): 639-644.

[2] Hof M, Umar N, Budas N, Seemann R, Pommer B, Zechner W. Evaluation of implant esthetics using eight objective indices-Comparative analysis of reliability and validity. Clin Oral Implants Res 2018 doi: 10.1111/clr.13261. [Epub ahead of print]

[3] Hochman MN, Chu SJ, Tarnow DP. Maxillary anterior papilla display during smiling: a clinical study of the interdental smile line. Int J Periodontics Restorative Dent 2012; 32(4): 375-383.

第2章第6节

循证证据　P101

[1] Burkhardt R, Joss A, Lang NP. Soft tissue dehiscence coverage around endosseous implants: a prospective cohort study. Clin Oral Implants Res 2008; 19(5): 451-457.

[2] Zucchelli G, Mazzotti C, Mounssif I, Mele M, Stefanini M, Montebugnoli L. A novel surgical-prosthetic approach for soft tissue dehiscence coverage around single implant. Clin Oral Implants Res 2013; 24(9): 957-962.

第3章第1节

[1] 木林博之. 審美修復における欠損部歯槽堤への対応を検証する　第 1 回: 考慮すべき事項とポンティック. the Quintessence 2013; 32(10): 108-123.

[2] Smukler H, Chaibi M. Periodontal and dental considerations in clinical crown extension: a rational basis for treatment. Int J Periodontics Restorative Dent 1997; 17(5): 464-477.

[3] Lanning SK, Waldrop TC, Gunsolley JC, Maynard JG. Surgical crown lengthening: evaluation of the biological width. J Periodontol 2003; 74(4): 468-474.

[4] Brägger U, Pasquali L, Kornman KS. Remodelling of interdental alveolar bone after periodontal flap procedures assessed by means of computer-assisted densitometric image analysis (CADIA). J Clin Periodontol 1988; 15(9): 558-564.

[5] Pontoriero R, Carnevale G. Surgical crown lengthening: a 12-month clinical wound healing study. J Periodontol 2001; 72(7): 841-848.

[6] Perez JR, Smukler H, Nunn ME. Clinical evaluation of the supraosseous gingivae before and after crown lengthening. J Periodontol 2007; 78(6): 1023-1030.

[7] Chiche G, Pinault A. Esthetics of Anterior Fixed Prosthodontics. Chicago: Quintessence, 1994: 53-73.

[8] Fradeani M, Barducci G. Esthetic rehabilitation in fixed prothodontics, Volume 1: Esthetic analysis: A systematic approach to prosthetic treatment. Chicago: Quintessence, 2004: 250-259.

[9] Chu SJ, Tan JH, Stappert CF, Tarnow DP. Gingival zenith positions and levels of the maxillary anterior dentition. J Esthet Restor Dent 2009; 21(2): 113-120.

[10] 六人部慶彦. 審美性を考慮した Modified ovate pontic (Fingertip pontic) の臨床術式. 補綴臨床 2005; 38(6), 639-651.

[11] Dylina TJ. Contour determination for ovate pontics. J Prosthet Dent. 1999 Aug; 82(2): 136-142.

[12] Orsini G, Murmura G, Artese L, Piattelli A, Piccirilli M, Caputi S. Tissue healing under provisional restorations with ovate pontics: a pilot human histological study. J Prosthet Dent 2006; 96(4): 252-257.

[13] Zitzmann NU, Marinello CP, Berglundh T. The ovate pontic design: a histologic observation in humans. J Prosthet Dent 2002; 88(4): 375-380.

循证证据　P112

[1] Orsini G, Murmura G, Artese L, Piattelli A, Piccirilli M, Caputi S. Tissue healing under provisional restorations with ovate pontics: a pilot human histological study. J Prosthet Dent 2006; 96(4): 252-257.

[2] Niederauer GG1, McGee TD, Keller JC, Zaharias RS. Attachment of epithelial cells and fibroblasts to ceramic materials. Biomaterials 1994; 15(5): 342-352.

[3] Zitzmann NU, Marinello CP, Berglundh T. The ovate pontic design: a histologic observation in humans. J Prosthet Dent 2002; 88(4): 375-380.

第3章第2节

[1] 木林博之. 審美修復における欠損部歯槽堤への対応を検証する　第 1 回: 考慮すべき事項とポンティック. the Quintessence 2013; 32(10): 2013 2159.

第4章第1节

[1] Chang M, Wennström JL, Odman P, Andersson B. Implant supported single-tooth replacements compared to contralateral natural teeth. Crown and soft tissue dimensions. Clin Oral Implants Res 1999; 10(3): 185-194.

[2] 上野大輔, 川崎文嗣, 森田雅之, 小林真理子, 三宅一永, 池谷俊和, 佐藤順一, 新井高. インプラントプラットフォームを基準とした周囲軟組織の形態的評価. 日口腔インプラント誌 2006; 22(2): 45-50.

[3] 野澤健, 榎本紘昭, 鶴巻春三, 倉嶋敏明, 杉山貴彦, 渡邉文彦, 伊藤公一. 生物学的比率の概念に基づくインプラント周囲組織のマネージメント: 長期臨床データから導き出した予知性向上への提言. Quint DENT Implantology 2006; 13(2): 11-17.

[4] Nozawa T, Enomoto H, Tsurumaki S, Ito K. Biologic height-width ratio of the buccal supra-implant mucosa. Eur J Esthet Dent 2006; 1(3): 208-214.

[5] Patrick Palacci, Ingvar Ericsson (編). 村上　斎 (訳). インプラント審美歯科　軟組織と硬組織のマネージメント. 東京: クインテッセンス出版, 2002.

循证证据　P132

[1] Martin WC, Pollini A, Morton D. The influence of restorative procedures on esthetic outcomes in implant dentistry: a systematic review. Int J Oral Maxillofac Implants. 2014; 29 Suppl: 142-154.

[2] Tarnow DP, Chu SJ, Salama MA, Stappert CF, Salama H, Garber DA, Sarnachiaro GO, Sarnachiaro E, Gotta SL, Saito H. Flapless postextraction socket implant placement in the esthetic zone: part 1. The effect of bone grafting and/or provisional restoration on facial-palatal ridge dimensional change-a retrospective cohort study. Int J Periodontics Restorative Dent. 2014; 34(3): 323-331.

[3] Wittneben JG, Brägger U, Buser D, Joda T. Volumetric Calculation of Supraimplant Submergence Profile After Soft Tissue Conditioning with a Provisional Restoration. Int J Periodontics Restorative Dent. 2016; 36(6): 785-790.

[4] Furze D, Byrne A, Alam S, Wittneben JG. Esthetic Outcome of Implant Supported Crowns With and Without Peri-Implant Conditioning Using Provisional Fixed Prosthesis: A Randomized Controlled Clinical Trial. Clin Implant Dent Relat Res. 2016; 18(6): 1153-1162.

第4章第2节

循证证据　P140

[1] Jung RE, Sailer I, Hämmerle CH, Attin T, Schmidlin P. In vitro color changes of soft tissues caused by restorative materials. Int J Periodontics Restorative Dent 2007; 27(3): 251-257.

[2] Bressan E, Paniz G, Lops D, Corazza B, Romeo E, Favero G. Influence of abutment material on the gingival color of implant-supported all-ceramic restorations: a prospective multicenter study. Clin Oral Implants Res 2011; 22: 631-637.

[3] Rompen E, Raepsaet N, Domken O, Touati B, Van Dooren E. Soft tissue stability at the facial aspect of gingivally converging abutments in the esthetic zone: a pilot clinical study. J Prosthet Dent 2007; 97(6 Suppl): S119-125.

[4] Sancho-Puchades M, Crameri D, Özcan M, Sailer I, Jung RE, Hämmerle CHF, Thoma DS. The influence of the emergence profile on the amount of undetected cement excess after delivery of cement-retained implant reconstructions. Clin Oral Implants Res 2017; 28(12): 1515-1522.

名词解释

Keywords

种植体植入前：牙槽嵴保存术
【第2章 第1节 P22、P31】

牙槽嵴保存术

区分为以软组织的保存为目的，相对时间短的软组织保存术，和以硬组织保存为目的的相对时间长的硬组织保存术。

软组织穿孔术

软组织保存为目的的术式。先用牙龈环切刀在腭侧供给部位采取直径6~8mm、厚度2mm的带上皮结合组织移植瓣。去除拔牙窝的牙龈内侧的上皮，调整移植瓣适应于创缘部大小，6~9处紧密缝合。带上皮移植瓣的优点是利用上皮的刚性提高移植瓣的稳定性，同时防止结合组织的坏死，使拔牙窝的缝合也更容易。

嵌位间移植术

拔牙窝是血运较少的部位，新生血管对移植瓣的血供不足导致坏死的情况很多见。为防止移植瓣的坏死使用上皮-上皮下结合组织瓣的术式。上皮和结合组织组成的嵌体样移植瓣插入拔牙窝边缘的牙龈形成的信封状间隙内。此方法改善了软组织穿孔术血供不足的缺点，是移植瓣存活率高的术式。拔牙后即刻种植和早期种植都可应用。

拔牙后即刻种植时的整形外科手术
【第2章 第2节 P42、P49】

翻瓣技术

拔牙部位进行翻瓣，种植体植入和结合组织移植术同期进行的术式。因硬组织增量和生物膜的放置比较容易，适合于唇侧骨缺损的病例。黏膜瓣翻开的原因，黏膜瓣冠向移动容易，术后组织瓣边缘的位置调整也容易。但是，因为有纵向切开创口，易有瘢痕，故需要精细的技术，对审美性的获得技术上难度较高。

不翻瓣（闭合式）技术

种植部位周围信封状瓣剥离，进行CTG的术式。信封状瓣剥离形成的难度较高，没有纵向切开，所以审美性较好。唇侧的顶端剥离到达越过MGJ位置，黏膜瓣有一定冠向移动的可能。

种植体植入时的整形外科手术
【第2章 第3节 P66】

轮廓增大技术

使用自体骨+吸收速度慢的人工骨填料+吸收性生物膜，适用于种植体唇侧裂开状骨缺损的病例。因为使用了可吸收性生物膜，创面裂开的概率低，有长期的体积的稳定性。

本术式主要适于水平向骨增量，另一方面，垂直向骨增量的时候有必要使用非吸收性生物膜，但伤口裂开概率大，技术难度较高。

种植二期手术时的整形外科手术

【第2章 第4节 P75】

内翻卷技术

水平向硬组织增量和结合组织的垂直向软组织增量同时进行，水平褥式缝合的张力的影响下，牙槽嵴的肩顶部分必将发生水平向吸收。因此，为了补偿此吸收，有必要追加进行水平向增量。故术式不选择穿孔技术，选择内翻卷技术，可种植体袖口形成同时并行水平向软组织增量。

临时修复治疗时的整形外科手术

【第2章 第5节 P83、P84】

Tarnow法

牙龈瓣冠向移动术的一种。采用不翻瓣技术，在膜龈联合处的上方水平切开，从切口处插入结合组织瓣的方法。

红色美学值（Pink esthetic score，PES）

种植体周围组织的审美评价的临床指标：①近中龈乳头；②远中龈乳头；③唇侧牙龈水平；④牙颈龈缘线的弧度；⑤唇侧牙龈的凸度和形态；⑥软组织表面的色泽和质感。用以上指标进行评价。

临时修复体的桥体基底面形态的调整

【第3章 第1节 P108】

卵圆形桥体

改良卵圆形桥体

桥体基底面呈圆凸形与牙槽嵴黏膜接触。有良好的审美性和功能性，但缺损处牙槽嵴若没有充足的软组织量，不能充分体现出其优点。

卵圆形桥体基底面呈凸出状嵌入牙槽嵴黏膜。缺点是，长期修复后，桥体牙颈部的边缘牙龈会发生退缩，牙颈部边缘会向舌侧深入，出现阴影。食物残渣易滞留，产生审美性、功能性的问题。针对此情况，改良卵圆形桥体嵌入牙槽嵴黏膜的凸出部分可向牙根方向延长。这样处理后即使发生退缩也不会产生阴影，长期的审美性的维持成为可能。并且，嵌入牙槽嵴的部分若使用牙根色瓷，会有自然的外观，牙龈即使退缩了，退缩量也可辨识。

改良卵圆形桥体是前牙审美区域缺损部牙槽嵴的第一选择，但要求有一定的牙槽嵴唇侧黏膜的水平向和垂直向厚度。满足不了条件的牙槽嵴，可以妥协性地选择卵圆形桥体。

自2年前发刊开始执笔的牙周整形外科系列丛书第三册终于完成了。

此系列的第一册《循证牙周美容手术学》以文献考察为基础，通过2D图片和病例照片，以及包含各术式的背景进行详细解说。第二册的《3D牙周美容手术图谱（天然牙篇）》和本书，正如书名所示，以直观易懂的3D图片和各步骤的注解加以阐述。

本书编撰的目的是作为牙周整形手术的术前预习，或放置在椅旁，便于术中查阅的同时进行手术。和患者沟通解说的时候也可使用。使用3D图片而不是术中的真实照片，无论何种术式和程序对于患者来说都易于理解，因为明了易懂，很多医生都乐于使用，这是当初未曾预料到的。并且，3D图片使术式很容易被理解，不懂日语的朋友们（不仅亚洲，包括欧美的朋友），也多有好评。今后，也将会有中文和英文的翻译版。

本书能获得读者的好评的主要原因，是中田光太郎先生于本书中提出的理念。迄今，日本以及海外关于牙周整形外科手术的书籍均仅限于外科处理本身的论述。除此之外，本系列丛书还论述了通过外科处理把牙周组织环境准备好后，如何进行修复的治疗和维护。

特别是，本书作为第三册的副标题是"种植·桥体篇"，详细阐述了种植体支持的冠和桥体的修复处理。有关种植体支持型冠的技工制作和修复体的形态由Top thermist的都筑优治先生详细论述。本人负责的桥体部分，阐述了增量手术后的缺损牙槽嵴所对应的临时修复体的调整方法，及桥体基底面诱导后的牙槽嵴形态完整地转移到工作模型的方法。提供了大量的病例并决定本书论证方向的中田光太郎先生、包括前两册在大范围内执笔的小田师巳先生、具有丰富的知识并负责各章参考文献的园山亘先生、关东地区独自完成初稿的冈田素平太先生、负责本书技工观点内容的都筑优治先生及负责全篇校正工作的山羽彻先生，如果没有这些人的知识和才能，本书的出版是不可能的。在此，对Quintessence出版社的山形笃史和田岛佑介先生、插画家林和贵先生、在审美齿科领域指引我的六人部庆彦先生、15年的工作伙伴Oral Design KYOTO森田诚先生、木林齿科医院的齿科医生和全部员工，以及我最亲爱的妻子致以真诚的感谢。

对本书所介绍的方法加以理解和实践，要实现审美的、功能性的并且长久的审美治疗效果，训练并积累的工作必不可少。相信不论日本的，以至世界上的任何人都会实现这个目标。

木林博之

2018年8月

H. Kibayashi

后记 Epilogue

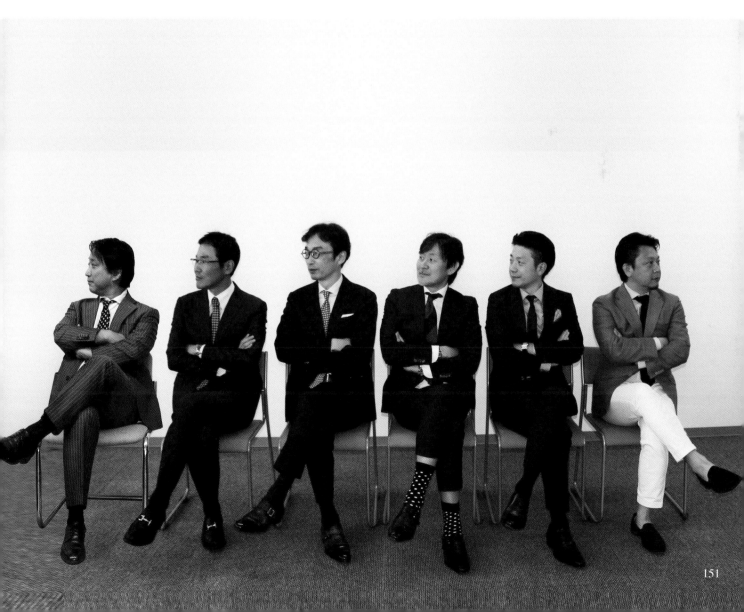

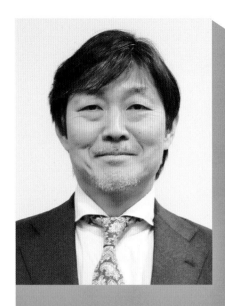

中田光太郎
Kotaro Nakata

简历　1990年　毕业于九州齿科大学
　　　1995年　开办医疗法人社团洛齿会中
　　　　　　　田齿科诊所
　　　2009年　开办医疗法人社团洛齿会
　　　　　　　TAKANNA齿科诊所

任职　NGSC（New Generation Study Club）副
　　　会长，CID（Center of Implant Dentistry）
　　　俱乐部顾问，日本显微镜齿科学会指导
　　　医师，冈山大学医院进修医师，特定非
　　　营利活动法人日本临床牙周病学会认
　　　定医师，OJ（Osseointegration Study
　　　Club of Japan）理事，AO（Academy of
　　　Osseointegration）会员，EN（Enhan-
　　　cement of New Dentistry）主席

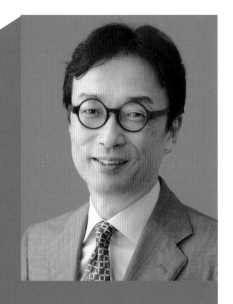

木林博之
Hiroyuki Kibayashi

简历　1983年　毕业于大阪大学齿学部附属技工
　　　　　　　士学校
　　　1992年　毕业于大阪大学齿学部
　　　1997年　开办木林齿科医院
　　　2003年　大阪大学大学院齿学研究所结业

任职　大阪大学大学院齿学研究所临床副教授，
　　　大阪大学齿学部附属齿科技工士学校非全
　　　勤讲师，冈山大学医院进修医师，公益
　　　社团法人日本修复齿科学会专科医师，
　　　一般社团法人日本齿科美学会认定医师，
　　　特定非营利活动法人日本临床牙周病学
　　　会认定医师，一般社团法人日本齿科理
　　　工学会会员，特定非营利活动法人日本
　　　牙周病学会会员，公益社团法人日本口
　　　腔种植学会会员，OJ（Osseointegration
　　　Study Club of Japan）正式会员，AO
　　　（Academy of Osseointegration）
　　　会员，AAP（American Academy of
　　　Periodontology）会员，欧洲美学牙科
　　　学会会员，JSCO（JIADS Studies Club
　　　Osaka）会员，日本西雅图学习俱乐
　　　部会员，EN（Enhancement of New
　　　Dentistry）会员

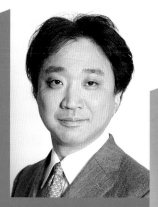

冈田素平太
Soheita Okada

简历　1993年　毕业于日本大学松户齿学部
　　　　　　　日本大学松户齿学部第二口腔外科
　　　1998年　开办冈田齿科诊所
　　　2001年　医疗法人美树齿会理事长

任职　CID（Center of Implant Dentistry）俱乐部理事，
　　　特定非营利活动法人日本齿科放射线学会认定医
　　　师，公益社团法人日本口腔种植学会会员，特定
　　　非营利活动法人日本颌关节与咬合学会认定医
　　　师，特定非营利活动法人日本临床牙周病学会会
　　　员，ITI（International Team for Implantology）
　　　成员，EAO（European Association for
　　　Osseointegration）成员，Zurich俱乐部干事，EN
　　　（Enhancement of New Dentistry）会员

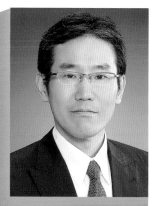

园山 亘
Wataru Sonoyama

简历　1996年　毕业于冈山大学齿学部
　　　2004年　获得冈山大学博士学位（齿学）
　　　　　　　美国国立卫生研究所留学（NIH）
　　　　　　　文部科学省国外研究员、客座研究员
　　　2006年　南加州大学（USC）博士研究员
　　　2013年　冈山大学医院冠桥修复科讲师
　　　2014年　浅田齿科医院副院长
　　　2018年　浅田齿科医院院长

任职　冈山大学齿学部临床讲师，大阪医科大学非全勤讲
　　　师，公益社团法人日本修复齿科学会专业医师、指
　　　导医师，公益社团法人日本口腔种植学会专业医
　　　师，EN（Enhancement of New Dentistry）会员

简历　2001年　毕业于冈山大学齿学部
　　　2005年　开办小田齿科诊所
　　　2006年　医疗法人小田齿科诊所理事长
　　　2012年　冈山大学大学院齿药学综合研究所结业

任职　冈山大学病院诊疗讲师、特定非营利活动法人日本
　　　牙周病学会关西支部理事，公益社团法人日本口
　　　腔种植学会专业医师，ITI（International Team for
　　　Implantology）课程讲师，EN（Enhancement of
　　　New Dentistry）理事

简历　1994年　毕业于大阪大学齿科部
　　　2000年　开办山羽齿科医院
　　　2013年　医疗法人山羽齿科医院理事长
　　　2014年　大阪大学大学院齿学研究所结业

任职　公益社团法人日本口腔种植学会专业医师，一般社
　　　团法人日本齿科美学会会员，一般社团法人日本
　　　数字齿科学会会员，OJ（Osseointegration Study
　　　Club of Japan）理事，EN（Enhancement of New
　　　Dentistry）会员

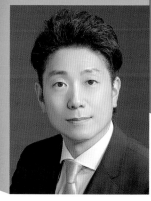

小田师巳
Norimi Oda

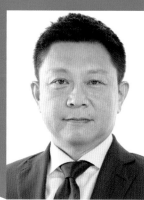

山羽 彻
Toru Yamaba

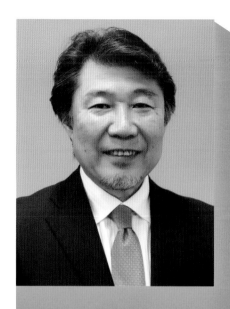

古谷野 洁

简历　1983年　毕业于九州大学齿学部
　　　1987年　获得九州大学大学院齿学研
　　　　　　　究院齿学博士
　　　1991年　文部省外派研究（UCLA vis-
　　　　　　　iting associate professor）
　　　1997年　九州大学齿学部教授
　　　1999年　九州大学总长助理
　　　2003年　九州大学齿学部附属病院长
　　　2012年　九州大学总长特别助理
　　　2014年　福冈学园理事
　　　2017年　九州大学大学院齿学研究院
　　　　　　　长，齿学府长，齿学部长
　　　2019年　九州大学病院副病院长（常
　　　　　　　务·齿科）

任职　日本齿科修复学会前理事长
　　　（指导医师、专门医师）
　　　日本口腔种植学会理事、九州支部长（指
　　　导医师、专门医师）
　　　日本颞颌关节学会前理事长、常任理事
　　　（指导医师、专门医师）
　　　国际口腔修复学会前会长
　　　亚洲口腔修复学会前会长
　　　亚洲骨整合学会前会长
　　　日本学术会议会员（22～23期）
　　　齿学委员会委员长（23期）

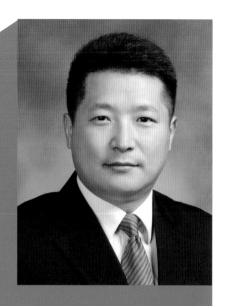

高杰

简历　1992年　毕业于安徽医科大学
　　　1997年　安徽淮北市中医院口腔科主任
　　　2007年　大连市沙医生口腔医院主任
　　　2010年　日本芳香会齿科连锁医生
　　　2014年　日本九州大学齿学博士
　　　2017年　科瓦齿科全国医疗总监

任职　日本九州大学口腔种植修复学博士D.D.S. PhD.
　　　美国骨整合（AO）学会会员
　　　中华口腔医学会会员
　　　美国Zimmer系统国际讲师
　　　诺保科（Nobel）中国讲师

图文编辑：

刘 娜 刘 菲 王丽娟 王梓涵

This is translation edition of
3Dイラストで見るペリオドンタルプラスティックサージェリー
インプラント・ポンティック編
エビデンスに基づいた外科手技・補綴処置
監著 中田光太郎/木林博之
著者 岡田素平太/小田師巳/園山 亘/山羽 徹

© 2018 QUINTESSENCE PUBLISHING 日本

图书在版编目（CIP）数据

3D牙周美容手术图谱. 种植·桥体篇 /（日）冈田素平太
等编著；高杰译. —沈阳：辽宁科学技术出版社，2021.1
ISBN 978-7-5591-1724-3

Ⅰ. ①3… Ⅱ. ①冈… ②高… Ⅲ. ①牙—美容术—图
谱 Ⅳ. ①R783-64

中国版本图书馆CIP数据核字（2020）第157466号

出版发行：辽宁科学技术出版社
（地址：沈阳市和平区十一纬路25号 邮编：110003）
印 刷 者：上海利丰雅高印刷有限公司
经 销 者：各地新华书店
幅面尺寸：210mm×285mm
印 张：9.5
插 页：5
字 数：200千字
出版时间：2021年1月第1版
印刷时间：2021年1月第1次印刷
策划编辑：陈 刚
责任编辑：殷 欣 苏 阳
封面设计：袁 舒
版式设计：袁 舒
责任校对：李 霞

书 号：ISBN 978-7-5591-1724-3
定 价：198.00元

投稿热线：024-23280336
邮购热线：024-23280336
E-mail:cyclonechen@126.com
http://www.lnkj.com.cn